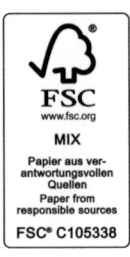

Impressum

Autorin: Carola Dietrich-Soßdorf
Titel: Wie ich den Stefan Wuerth von der Schippe holte

Erscheinungsjahr: 2025
1. Auflage

Verlag: BoD · Books on Demand GmbH, Überseering 33, 22297 Hamburg,
bod@bod.de

Lektorat: N. Tornai
Druck: Libri Plureos GmbH, Friedensallee 273, 22763 Hamburg

ISBN: 978-3-8192-3572-6

*"Es gibt zwei Arten, sein Leben zu leben:
Entweder so, als waere nichts ein Wunder,
oder so, als waere alles ein Wunder."*

- Albert Einstein

Wie ich den Stefan Wuerth
von der Schippe holte

Carola Dietrich-Sossdorf

Vorwort

Es gibt Geschichten, die das Leben schreibt – ungeschönt, voller Herausforderungen, aber auch voller Hoffnung. Diese Geschichte ist eine davon.

Dieses Buch ist mehr als nur ein persönlicher Erfahrungsbericht. Es ist auch ein Ratgeber für all jene, die plötzlich in die Rolle des pflegenden Angehörigen gedrängt werden – ohne Vorbereitung, ohne Anleitung, oft ohne Unterstützung. Ich teile nicht nur unsere Geschichte, sondern auch das Wissen, das ich mir mühsam erarbeiten musste: über den Umgang mit Behörden, über Hilfsmittel, über rechtliche Stolperfallen und darüber, wie man als Angehöriger nicht selbst daran zerbricht.

Möge dieses Buch Mut machen, Kraft geben und zeigen, dass es sich lohnt zu kämpfen – selbst dann, wenn alles aussichtslos erscheint.

Carola Dietrich-Soßdorf

Wie ich den Stefan Würth von der Schippe holte

Einleitung

Dieses Buch erzählt die Geschichte einer Reise, die ich mir nie hätte vorstellen können – eine Reise voller Höhen und Tiefen, Verzweiflung und Hoffnung, Ohnmacht und Kampfgeist. Es ist die Geschichte eines geliebten Menschen, der plötzlich aus dem Leben, wie wir es kannten, gerissen wurde und der sich Schritt für Schritt in eine fremde, oft entwürdigende Realität begeben musste.

Dabei geht es nicht nur um Krankheit, sondern auch um die Herausforderungen des Gesundheitssystems, die immense Verantwortung, die Angehörige tragen und die vielen stillen Kämpfe, die oft im Verborgenen stattfinden. Es ist ein Blick hinter die Kulissen einer

Realität, die viele erleben, aber kaum jemand wirklich anspricht.

Dieses Buch soll nicht nur ein Erfahrungsbericht sein, sondern auch ein Appell: für mehr Menschlichkeit, für bessere Unterstützung von Angehörigen und für die Bedeutung der Vorbereitung – bevor man selbst oder ein geliebter Mensch in eine solche Situation gerät.

Es ist mein Versuch, die Erlebnisse zu verarbeiten, aber auch anderen, die ähnliche Wege gehen müssen, Mut zu machen. Denn am Ende zeigt sich, dass selbst in den schwersten Zeiten der Wille, die Liebe und die Hoffnung stärker sind, als man glaubt.

Wenn das Leben heimlich die Richtung ändert – Die ersten leisen Warnsignale

Februar 2020

Ein neues Jahr hatte begonnen. Stefan Würth und ich, Carola Dietrich-Soßdorf, seine Partnerin, schmiedeten voller Vorfreude Urlaubspläne. Unser Ziel waren die Azoren – ein lang ersehnter Traum. Ich war mit Eifer dabei, alles zu planen, doch langsam begann sich etwas zu verändern – fast unmerklich, aber doch spürbar. Stefan war nicht mehr der Alte.

Es war, als würde er nach und nach sein Interesse am Leben verlieren. Dinge, die ihm sonst wichtig waren, interessierten ihn plötzlich nicht mehr. Er ging nicht mehr mit unseren Hunden spazieren, sein strukturiertes Leben begann zu zerbröckeln. Sein Gang wurde unsicher und die ersten Stürze blieben nicht aus. Es war, als würde ihm Stück für Stück die Kontrolle entgleiten.

Das alles liegt jetzt fast fünf Jahre zurück. Damals konnte ich die Tragweite dessen nicht einmal ansatzweise erfassen. Ich erinnere mich daran, wie

5

ich noch herzhaft lachte, als er mich aus der Badewanne rief, um ihm zu helfen. Ich dachte, es sei unmöglich, darin stecken zu bleiben – selbst mit seinen 120 Kilo nicht.

Doch das war es nicht. Er steckte nicht fest. Er wusste einfach nicht mehr, wie er aufstehen sollte. Ich fand das damals amüsant, doch meine große Tochter Dany, Logopädin von Beruf, ahnte bereits, dass hier etwas nicht stimmte. Ihre ernste Reaktion erreichte mich jedoch nicht – ich legte das Thema ad acta.

Ein Körper, der nicht mehr gehorcht – und keiner sieht, was wirklich los ist

Anfang Mai 2020

Langsam dämmerte mir, dass mit Stefan wirklich etwas nicht stimmte. Nach langem Bitten und Drängen suchte er schließlich unseren Hausarzt auf – widerwillig.

Wie so viele Männer wollte er nicht als Hypochonder dastehen und erzählte daher nicht einmal die Hälfte seiner Beschwerden. Von seinen permanenten Kopfschmerzen oder den plötzlichen Sehausfällen erwähnte er kein Wort. Alles, was er schilderte, war, dass er ab und zu stürzte.

Mit diesen wenigen Informationen überwies der Hausarzt ihn zum CT des Kopfes. Das Ergebnis: keine Auffälligkeiten. Für einen kurzen Moment atmeten wir erleichtert auf.

Wir ahnten nicht, dass dies erst der Anfang einer langen Reise war, die unser Leben komplett auf den Kopf stellen würde.

Verloren in der eigenen Stadt – die ersten alarmierenden Anzeichen

Mitte Mai 2020

Es schien alles in Ordnung zu sein, also ging Stefan wieder arbeiten. Doch seine Probleme wurden immer größer. Er konnte sich kaum noch konzentrieren, sein Gang wurde immer unsicherer und der nächste Sturz war nur eine Frage der Zeit. Schließlich passierte es: Er stürzte erneut.

Also wieder zum Hausarzt. Die Ursache musste endlich gefunden werden. Dieses Mal bekam er eine Überweisung zum MRT. Doch der nächste Rückschlag: Der Termin war erst in vier Wochen. Und als wäre das nicht genug, ging unser Hausarzt auch noch in den Urlaub. Stefan versuchte trotzdem weiterzuarbeiten.

Dann erzählte er mir eines Tages völlig verstört: „Ich musste mit dem Auto anhalten und überlegen, wo ich bin und wie ich nach Hause fahren soll."

Das war in einer Kleinstadt, die er seit Jahren wie seine Westentasche kannte! In diesem Moment fand ich das Ganze nicht mehr lustig – im Gegenteil, es jagte mir einen kalten Schauer über den Rücken.

Der erste epileptische Anfall – ein Moment, der alles veränderte

Ein paar Tage schleppte er sich noch zur Arbeit, aber es wurde immer schlimmer. Dann passierte es: sein erster epileptischer Anfall. Selbst als Laie konnte ich sofort erkennen, was los war. Es war ein vergleichsweise „harmloser" Anfall – er stand da, hielt sich am Stuhl fest und begann am ganzen Körper zu zittern. Es dauerte nur wenige Sekunden, aber diese reichten aus, um mich in Panik zu versetzen.

Wieder ging es zum Arzt, diesmal zur Vertretung. Meine Hoffnung war, dass sie der Ursache auf den Grund gehen würde. Doch das Ergebnis war niederschmetternd: „Er ist gesund. Drei Tage Krankschreiben reichen."

Seine Anfälle häuften sich weiter und mit dem Auto zur Arbeit zu fahren war irgendwann nicht mehr zu verantworten. Also wieder zur nächsten ärztlichen Vertretung. Und was soll ich sagen? Blutdruck in Ordnung ... er ist gesund!

Vier Ärzte und ein MRT

Ende Mai 2020

An einem Samstag sah ich keine Möglichkeit mehr, ihn ohne Hilfe über das Wochenende zu versorgen. Also blieb uns nichts anderes übrig, als in die Klinik zu fahren. Und es kam genau, wie ich es schon befürchtet hatte: Vor der Klinik bekam er einen starken Anfall. Seine Beine versagten ihm völlig den Dienst und er sackte einfach in sich zusammen.

Glücklicherweise waren zwei Männer von der Security da. Einer half mir, ihn zu stützen, während der andere einen Rollstuhl holte. Zur Anmeldung brauchten wir dann nicht mehr – es ging direkt um die Ecke in die Notaufnahme.

Endlich war Hilfe in Sicht. In weiser Voraussicht hatte ich die Überweisung vom Hausarzt für das MRT mitgenommen. Beruhigt fuhr ich nach Hause. Einfach mal durchatmen und das gute Gefühl haben, dass ihm jetzt geholfen wird – egal, welches Ergebnis dabei herauskommt.

Doch schon nach einer Stunde rief die Klinik an: „Sie können Ihren Mann wieder abholen."

Im ersten Moment war ich erleichtert – nichts Ernstes. Ich komme dort an und er kommt mir mit leicht schwankendem Gang entgegen, in demselben

Zustand, in dem ich ihn abgegeben hatte. Ich war fassungslos.

Die Schwester in der Notaufnahme sah mich mitfühlend an und wünschte mir alles Gute. Zu Hause las ich in Ruhe den Arztbrief der Klinik. Dort stand wortwörtlich: *„Der Patient würde versuchen, sich ein MRT vorzeitig zu erschleichen.“*

Diese Aussage machte mich wütend – als hätte ich mir alles nur ausgedacht, bloß um schneller an einen MRT-Termin für Stefan zu kommen. Neben mir mein wieder krampfender Partner und der vierte Mediziner, der keine Erkrankung erkennen konnte. Ich war mit meinem Latein am Ende.

Die Diagnose, die alles verändert – und was jetzt?

7. Juni 2020

Ich hatte keine Ahnung mehr, wie ich Stefan helfen konnte. Sein Zustand wurde immer schlechter und er wurde zunehmend schwieriger. Egal, ob ich es mit Vernunft oder guten Worten versuchte – ich konnte einfach nicht mehr zu ihm durchdringen.

Dann kam der Sonntag. Unerwartet standen meine Tochter Dany und mein Schwiegersohn in spe, Dr. Frank Schütz, vor der Tür. *(trotz Corona)* Sie waren extra die 200 Kilometer gefahren, weil sie meine Berichte und die immer schlimmer werdenden Horrorgeschichten nicht mehr losließen.

Mein Schwiegersohn, selbst ein erfahrener Notarzt, versuchte, sich ein Bild von der Situation zu machen. Er konnte nicht begreifen, was hier eigentlich los war und warum bisher niemand die Ursache für Stefans Zustand gefunden hatte.

Er brauchte keine halbe Stunde, um eine erste, niederschmetternde Vermutung zu äußern: *Verdacht auf Lungenkrebs und Hirnmetastasen.*

In solchen Momenten hört man zwar die Wörter, aber ihre Bedeutung gelangt nicht wirklich ins

Bewusstsein. Es ist ein sehr seltsamer Zustand – wahrscheinlich, damit man selbst handlungsfähig bleibt.

Die beiden fuhren wieder nach Hause und ich blieb zurück – mit einem Kopf voller Sorgen und der dringenden Notwendigkeit, einen Plan zu schmieden. So konnte es nicht weitergehen.

Mit seiner aktuellen Überweisung hätten wir noch zwei Wochen warten müssen – und das war einfach keine Option mehr. Stefans Zustand ließ keinen Aufschub zu.

Es blieb nur eine Möglichkeit: Ich musste als Selbstzahlerin versuchen, sofort einen Termin bei einem Radiologen zu bekommen. Egal, was es kosten würde – ich war bereit, alles zu tun, um endlich Klarheit zu bekommen. Warten war keine Lösung mehr.

Ich hatte leichte Zweifel, denn ich hatte noch nie probiert, als Selbstzahlerin einen Termin zu bekommen. Trotzdem, blieb mir keine andere Wahl.

Doch es stand noch eine andere Frage im Raum, die einige der vorherigen Ärzte als mögliche Ursache angedeutet hatten: Was, wenn das alles vom Herzen kommt? Diese Unsicherheit machte die Situation noch komplizierter.

Meine Entscheidung stand fest: Am Montag früh rief ich zuerst beim Kardiologen an. Nach einer kurzen Schilderung der Situation bekam ich die erlösende Antwort: „Sie können sofort kommen."

Ermutigt rief ich gleich danach den Radiologen an. Auch dort schilderte ich kurz Stefans Zustand und erwähnte die Überweisung – ergänzt um die Info, dass wir bereit wären, als Selbstzahler zu zahlen. Die Antwort war ebenso erleichternd: „Sie können sofort kommen."

Ich war überglücklich. Nicht nur, dass wir beide Termine am selben Tag hatten – beide Ärzte waren auch im selben Gebäude! Das ersparte uns zusätzlichen Aufwand und zum ersten Mal seit Langem hatte ich das Gefühl, dass sich etwas bewegen würde.

Zuerst gingen wir also zum Kardiologen. Nach über einer halben Stunde kam Stefan endlich wieder heraus. Der Arzt erklärte uns, es gebe definitiv keine Herzprobleme, fügte aber hinzu: „Sie haben ja noch Ihr MRT vor sich. Ich begleite Sie gleich hinunter."

In der Radiologie angekommen, verschwand er sofort zu seinem Kollegen. Kurz nach den Aufnahmen baten die beiden Ärzte uns in ein separates Zimmer. Sie sahen uns mitfühlend an. Dann öffneten sie den Laptop und zeigten uns das MRT-Bild.

Die Metastase im Kopf war riesig und nicht zu übersehen.

Beide Professoren waren entsetzt. Dann folgte der Hinweis, dass nur zwei bekannte Kliniken für die Weiterbehandlung infrage kämen und man auf jeden Fall zuerst Kortison geben müsse, damit der Druck im Kopf nachlasse.

Was auf uns zukam, war mir noch immer nicht klar.

Ich schickte zuerst die MRT Aufnahmen an meinen Schwiegersohn, damit er sie gemeinsam mit einem befreundeten Neurologen auswerten konnte. Dann kam der Anruf: Stefan muss so schnell wie möglich in eine der genannten Kliniken!

Und wieder hörte ich dieselbe Aussage: so schnell wie möglich Kortison, um den Druck im Kopf zu reduzieren.

Zwischen Hoffnung und Angst – die OP

11. Juni 2020

Für welche Klinik sollte ich mich nun entscheiden? Die Entfernungen waren fast identisch. Intuitiv wählte ich die mir vertrautere Autobahn.

Also bestellte ich ein Taxi – 400 Euro waren weg. Es würde wohl nicht das letzte Mal sein. Dann ging es ab in die Klinik, die CD mit den MRT-Bildern im Gepäck, direkt in die Notaufnahme.

Da es mittlerweile fast Mitternacht war, kamen wir zügig dran. Der Diensthabenden Ärztin wollte ich die CD geben und zählte alle Informationen der vier vorherigen Ärzte auf. Doch sie nahm die CD nicht an. (Heute ist mir klar: Nur ein eigenes MRT bringt Geld.) Dann sagte sie: „Ich bin Onkologin und weiß, dass er gerade einen epileptischen Anfall hatte. Er bekommt jetzt ein entsprechendes Medikament."

Von Kortison wollte sie gar nichts wissen. Wäre es nicht schon zu spät gewesen und sein Zustand nicht so kritisch, wäre ich sofort in die andere Klinik gefahren. In diesem Moment aber war mir klar: Der Kampf ist eröffnet und wer mich kennt, weiß, dass Aufgeben für mich keine Option ist. Also ließ ich ihn – wenn auch zähneknirschend – in dieser Klinik zurück.

Da mein Jahresurlaub begann, konnte ich nun jeden Tag zu ihm in die Klinik fahren. Nach drei Tagen musste ich feststellen, dass sich sein Zustand eher verschlechtert hatte. Also fragte ich vorsichtig nach. Die besagte Ärztin erklärte mir: „Wir mussten die Medikation erhöhen, weil keinerlei Besserung eingetreten ist."

Aha. Ein Epilepsie-Medikament mindert also den Druck im Gehirn nicht – interessant.

An dieser Stelle möchte ich einen Vergleich ziehen, auch wenn man damit vielleicht Äpfel mit Birnen vergleicht. Ich war über 30 Jahre im Maschinenbau tätig und dort würde folgende Konstellation niemals durchgehen:

Eine Maschine ist defekt, es kommt zum Produktionsausfall. Ein Elektriker schaut vorbei und sagt: „Ich glaube, da ist ein Kabel kaputt." Doch ich ignoriere seine Einschätzung, denn schließlich kenne ich die Anlage am besten, habe den höheren Bildungsabschluss und bin schon am längsten im Unternehmen. Also kippe ich ein kleines Kännchen Öl darauf. Nach zwei Tagen läuft die Maschine immer noch nicht, also nehme ich diesmal eine große Kanne Öl. Und siehe da – nichts ändert sich.

Spätestens nach drei Tagen hätte ich meinen Job verloren.

Zum Glück fand dann das wöchentliche Ärztetreffen statt und Stefan wurde endlich auf die neurochirurgische Station verlegt – zu den Experten. Die Entscheidung fiel schnell: Die Metastase musste operativ entfernt werden.

Mir war bewusst, dass eine Metastase wie ein Pilzgeflecht ist und je nachdem, wo sie sitzt, es keine Garantie für eine vollständige Entfernung oder gar Heilung gibt. In meinem Kopf ratterten plötzlich all die Zweifel los:

Wie viel Lebensqualität würde Stefan nach der OP überhaupt noch haben?

In diesem Moment fragte ich mich: Sollte ich ihm das alles wirklich noch zumuten? Die Aussicht, ihn auf dem Operationstisch zu sehen und nicht zu wissen, ob und wie er je wieder zurückkommt, nagte an mir. Aber gleichzeitig wusste ich auch: Ohne diesen Eingriff hätte er vermutlich gar keine Chance.

Er selbst stimmte zu, obwohl er die Tragweite gar nicht mehr erfassen konnte. Er lebte schon in seiner eigenen Welt. Ich war hin- und hergerissen. Trotzdem sagten wir beide: Ja.

Die OP sollte schon zwei Tage später stattfinden, aber dann kam die nächste Hiobsbotschaft: Seine

Blutwerte waren katastrophal – alles musste verschoben werden.

Ich war weiterhin jeden Tag in der Klinik präsent. Eines Tages kam ich in sein Zimmer und sah dort eine fremde Frau, die ihm einfache, unverfängliche Fragen stellte und versuchte, mit ihm ins Gespräch zu kommen. Mir stellten sich sofort die Nackenhaare auf. Ich legte meine Tasche ab, fixierte sie mit meinem Blick und machte deutlich, dass ich jeden Moment bereit war, einzuschreiten. Das schien ihr äußerst unangenehm gewesen zu sein, zumal ich mich nicht einmal vorstellte. Sie verabschiedete sich hastig und verließ den Raum. *Ich lag richtig – mein Instinkt hatte mich nicht getäuscht.*

Schon am nächsten Tag rief mich die Ärztin an. Sie sagte, Herr Würth sei getestet worden. *(Jene fremde Frau vom Vortag stammte offenbar vom Sozialdienst oder war bereits eine geschäftstüchtige Betreuerin.)* Man hatte festgestellt, dass er nicht mehr in der Lage sei, ein selbstbestimmtes Leben zu führen – daher sollte eine gesetzlich bestellte Betreuerin kommen.

„Moment mal", wandte ich ein. *„Ich habe eine Generalvollmacht. Er kommt in keine fremden Hände."*

„Ach so", erwiderte die Ärztin. „Wenn das so ist, sage ich die Dame gleich ab.

Ich war dieser Ärztin unendlich dankbar und legte auf. Dann überkam mich ein Déjà-vu.

Vor über 30 Jahren fiel der Vater meiner besten Freundin plötzlich tot um, wurde reanimiert und anschließend ins Krankenhaus gebracht. Etwa drei Stunden später kamen sie und ihre Mutter dort an, um ihn zu besuchen – doch man ließ sie nicht zu ihm. Die Begründung: Er habe nun eine gesetzliche Betreuerin, weil man bei seiner Einlieferung festgestellt habe, dass die Hirnschädigung irreparabel sei. Ein ganzes Jahr lang kämpfte meine Freundin vor Gericht, bis sie ihren Vater nach Hause holen durfte.

Alle diese Erinnerungen stürzten in diesem Moment auf mich ein.

Ich kann nur an alle appellieren: Beschafft euch in gesunden Zeiten eine Generalvollmacht oder eine Patientenverfügung – ab 18 Jahren! Füllt sie aus, unterschreibt sie und legt sie offen ab. So stellt ihr sicher, dass ihr nie in eine solche Situation geratet.

Seit dem 1. Januar 2023 gibt es für akute Krankheitssituationen ein gesetzliches Ehegatten-Notvertretungsrecht für Gesundheitsangelegenheiten. Aber Vorsicht: Dieses

Recht bezieht sich ausschließlich auf gesundheitliche Belange. Behördengänge, Versicherungsanfragen oder Bankgeschäfte sind davon nicht abgedeckt.

Zudem gilt das Notvertretungsrecht nur für maximal sechs Monate. Ist der betroffene Ehegatte (oder ein volljähriges Kind) nach Ablauf dieser Frist weiterhin nicht selbst entscheidungsfähig und liegt keine Vollmacht vor, wird ein rechtlicher Betreuer bestellt.

Nachdem ich mich wieder beruhigt hatte und einfach nur froh war, die „Kuh ist vom Eis", wartete ich auf die OP.

Da nun geklärt war, dass ich die Betreuung und Pflege allein übernehmen würde, entwickelten sich meine täglichen Klinikbesuche schnell zu einer Art „zweitem Angestelltenverhältnis". Kaum tauchte ich auf, gab es unzählige Aufgaben: Herr Würth muss zur Untersuchung, zum Röntgen, zum MRT, zur Blutabnahme ... Also setzte ich ihn in den Rollstuhl und irrte mit ihm durchs gesamte Klinikum.

Aus einer geplanten Besuchsstunde wurden auf diese Weise oft drei oder sogar mehr.

Nach zwei Wochen sah er aus wie ein richtiger Waldschrat. *(Wieso sagt einem eigentlich niemand, dass sich auch die Angehörigen um die Körperpflege kümmern müssen?)* Also ab mit ihm unter die Dusche – was prompt dazu führte, dass ich den

Notrufknopf drücken musste, weil ich ihn alleine schlicht nicht halten konnte.

In der Zwischenzeit war mein Urlaub vorbei und meine Nachtschichten begannen wieder. Das bedeutete für mich: Zehn Stunden Arbeit in der Nacht, danach mit unserer Pia Gassi gehen, schnell schlafen, etwas essen und anschließend die 90 Kilometer in die Klinik fahren. Manchmal war ich so erschöpft, dass ich Stefan im Rollstuhl sitzen ließ, mich kurz in sein Bett legte – und einfach tief und fest schlief.

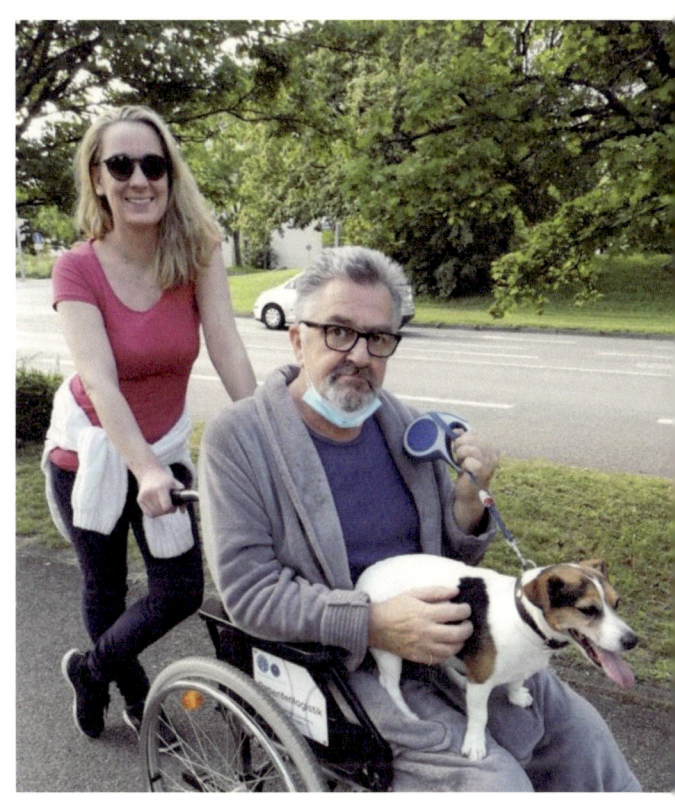

Meine Tochter Janine entlastete mich, wo sie konnte.
Hier zu Besuch in der Klinik, aber nicht ohne Pia.

Dann endlich die erlösende Nachricht: Seine
Blutwerte waren wieder gut. Der OP-Termin stand fest.

Da Abwarten nicht zu meinem Naturell gehört und ich nicht noch einmal böse überrascht werden wollte, begann ich mich allmählich mit der Bürokratie zu befassen. Ich wusste, sie würde mich schneller einholen, als mir lieb sein konnte.

Zuerst verfasste ich ein Schreiben an die Krankenkasse, um mein Geld für das selbst bezahlte MRT zurückzufordern. Schließlich konnte ich nichts dafür, dass vier Ärzte vorher keine Erkrankung erkannt hatten. Prompt kam eine Absage, auf die ich sofort widersprach.

Ganz so schnell war die Begründung für meinen Widerspruch dann doch nicht geschrieben. Ich war nicht mehr geübt im Umgang mit Behörden. Also begann ich zu recherchieren. Es heißt ja: *Wer lesen kann, ist klar im Vorteil.*

Ich fing mit dem Sozialgesetzbuch an. Manche Sätze musste ich gefühlt zehnmal lesen, bis ich sie wirklich verstanden hatte – und vor allem, bis ich sie auf meine Situation anwenden konnte. Doch es hörte nicht auf: Nach jedem Kapitel folgte ein neuer Querverweis, dem ich nachgehen musste. Es war eine echte Fleißarbeit. Aber letztlich sollte sich genau diese Mühe noch auszahlen.

Drei Tage brauchte ich, um die Begründung für meinen Widerspruch zu schreiben. Es war mühsam, aber schließlich war es geschafft. Wenig später bekam ich einen Anruf vom Medizinischen Dienst der Krankenkassen (MDK). Sie boten mir an, einen Teil der Kosten zu übernehmen. Ich akzeptierte.

Dann kam der Tag der OP. Natürlich war ich nervös, aber nicht so sehr wegen der Frage, ob bei der Operation etwas schiefgehen könnte – sondern vielmehr, wie ich ihn danach zurückbekomme. Würde er noch derselbe sein?

Am Abend nach der OP klingelte plötzlich mein Handy. Stefan rief mich eigenständig an – und kaum hatte ich abgenommen, legte er los: „Kannst du dir vorstellen? Die Schwester war nicht in der Lage, mir einen Katheter zu legen! Zupft und zerrt die an meinem besten Stück herum und kriegt's nicht hin! Musste erst eine andere kommen!"

In diesem Moment wusste ich: Der Alte ist wieder da.

Dr. Frank Schütz im Gespräch mit Stefan nach der Operation.

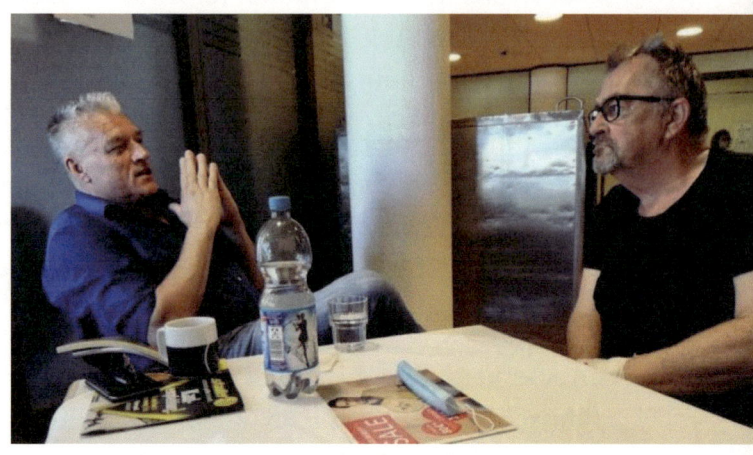

Ich war erleichtert, dass Stefan die OP augenscheinlich gut überstanden hatte und auf dem Weg der Genesung war. Doch die Freude hielt nicht lange, denn nach einer Woche stand ein Test beim Neurologen an.

Oh je – nach einer gefühlten Ewigkeit kam die Ärztin schließlich zu mir. Sie hielt die Testunterlagen in der Hand und schaute mich mit einem leicht erschütterten Blick an. „Wie kommen Sie nur mit ihm zurecht?" fragte sie. Mein Blick fiel aufs Ergebnis.

Naja, ein paar Pünktchen hat er doch erreicht. Sie dann, na noch viel weniger geht wohl nicht.

Mein hilfloser Gesichtsausdruck verwandelte sich schlagartig in blankes Entsetzen. Was war passiert?

Ich ahnte es schon. Noch im Rausgehen fragte ich ihn: „Was, um Himmels willen, hast du da drin angestellt?"

„Hör bloß auf," meinte er genervt, „da lässt die doch tatsächlich ihren Stift fallen und meint, ich würde ihn wieder aufheben. Die sollen mich mit so einem Psychomist in Ruhe lassen."

Es war ja klar – er hatte geblockt und einfach nicht mitgemacht. *Tja,* dachte ich, so kannte ich ihn. *Alles wie immer! (Wirklich?)*

Wieder zu Hause verhielt er sich fast normal. Ein bisschen geschwächt war er zwar, musste sich viel ausruhen, aber verbieten ließ er sich nichts – weder Autofahren noch Rauchen, noch das ein oder andere Bierchen. Ich predigte wie eine Pfarrerin, aber ich hatte keine Chance zu ihm durchzudringen. Es war ihm völlig egal.

Was mich allerdings zunehmend beunruhigte, war das Tropfen von einer Ecke seiner Kopfnarbe. Mit aufkommender Panik schossen mir plötzlich die verrücktesten Bilder durch den Kopf: Was, wenn da etwas ausläuft, das nicht auslaufen sollte? Hirnflüssigkeit?

Meine Sorgen wurden immer größer, doch ihn schien das alles nicht zu interessieren.

Also ging es zum Hausarzt, der zum Glück seinen Urlaub beendet hatte. Vorsichtshalber verschrieb er Antibiotika und die Narbe wurde sorgfältig versorgt. Zumindest in diesem Punkt konnte ich ein bisschen aufatmen.

Die Bürokratie schlägt zu

Doch dann kam Post von der Krankenkasse: eine Aufforderung, den Reha-Antrag auszufüllen. In dem Moment dachte ich nur: „Nachtigall, ick hör dir trapsen." Ich ahnte bereits, was das bedeutete – die nächsten bürokratischen Hürden würden nicht lange auf sich warten lassen.

Ich schrieb brav zurück und erläuterte genau, warum eine Reha zu diesem Zeitpunkt einfach nicht möglich war. Ein paar Tage später rief mich unser Hausarzt an. Die Krankenkasse hatte ihn aufgefordert, den RehaAntrag für seinen Patienten auszufüllen. Wir waren uns sofort einig: völliger Unsinn zu diesem Zeitpunkt.

Er lehnte den Antrag mit derselben Begründung ab wie ich zuvor. Genau an dieser Stelle zahlte es sich zum ersten Mal aus, dass ich mich vom Sozialgesetzbuch (SGB) zum Bürgerlichen Gesetzbuch (BGB) vorgearbeitet hatte. Mein Wissen machte sich endlich bezahlt und ich hatte das Gefühl, den bürokratischen Kampf wenigstens ein kleines bisschen zu gewinnen.

Ich nutzte die Zeit ohne die ständigen Fahrten, um mich weiter schlau zu machen. Es leuchtete mir nicht ein, warum ich die ganzen Fahrten zur Klinik selbst bezahlen musste. Mein erster Gedanke war: Chronisch krank? Ja, von wegen! So ein Antrag geht frühestens nach einem Jahr durch. Aha, so so.

Dann dachte ich: Vielleicht wegen Schwerbehinderung? Aber auch da stieß ich auf Hürden: Man braucht mindestens Pflegegrad 4 oder 5. Und selbst dann muss das Ganze rechtzeitig beantragt und von der Krankenkasse genehmigt werden. Ausnahmen? Gibt es nur in besonderen Fällen.

Da stellte ich mir ernsthaft die Frage: Wie, um alles in der Welt, soll ein Patient ohne familiäre Unterstützung überhaupt in die Klinik kommen?

Als Erstes habe ich mir die App seiner Krankenkasse auf mein Handy geladen. Keine Telefonate mehr – alles schriftlich, schwarz auf weiß. Dann machte ich mich an den nächsten Schritt: den Antrag für den Schwerbehindertenausweis.

Zuerst musste ich herausfinden, welches Versorgungsamt überhaupt zuständig war. Das weiß man vorher natürlich nicht. Immerhin konnte ich den

Antrag digital herunterladen – wenigstens ein kleiner Lichtblick in all dem Chaos.

Nun saß ich also davor. Ich las ihn einmal durch. Dann ein zweites Mal. Aller guten Dinge sind drei, dachte ich – und las ihn ein drittes Mal. Schließlich kam ich zu dem Schluss: So schwer ist das ja gar nicht.

Doch dann meldete sich plötzlich ein kleines Teufelchen auf meiner linken Schulter und flüsterte mir zu: „Carola, diese Anträge haben gewiefte Leute entwickelt. Wie kommst du darauf, dass du ihn einfach so mit links und 40 Grad Fieber ausfüllen kannst?"

Gut, also: Holzauge, sei wachsam. Von da an ging ich die Sache mit noch mehr Vorsicht an. *(Wenigstens konnte ich bei der Anschrift keinen Fehler machen.)*

Nach einer Woche war ich endlich mit dem Ergebnis zufrieden. Alles war sorgfältig durchdacht und ausgearbeitet. Dann trug ich die Daten am PC ein – mein Tipp an alle: Egal, welcher Antrag, bitte niemals handschriftlich ausfüllen, außer natürlich die Unterschrift.

Anschließend ging es zum Hausarzt, damit er ebenfalls seine Einschätzung eintragen konnte. Er fügte zwei handschriftliche Stichpunkte hinzu, die mir besonders wichtig waren. Sein Kommentar dabei:

„Der ist aber super ausgefüllt!" Na, das war doch mal ein gutes Gefühl.

In ungewöhnlich kurzer Zeit kam die Antwort vom Versorgungsamt: 100 % Schwerbehinderung und Pflegegrad 3.

Super! Das war ein echter Erfolg. Aber natürlich bedeutete das auch: weiterlesen. Ich wollte genau wissen, welche Leistungen ihm jetzt zustehen würden.

Das Pflegegeld kam automatisch, was zumindest schon mal unkompliziert war. Doch dann tauchten all diese verwirrenden Begriffe auf: Entlastungsbetrag, Verhinderungspflege, Kurzzeitpflege, Pflegesachleistungen, Pflegehilfsmittel, Kombinationspflege.

Es war, als würde sich ein neues Kapitel im Bürokratie-Dschungel auftun. Aber wenn es etwas gab, das ihm zustehen könnte, wollte ich nichts davon liegen lassen. Also machte ich mich wieder daran, alles genau zu durchforsten.

Ein kurzer Überblick über die Pflegeleistungen:

1. Entlastungsbetrag (125 € pro Monat)

Kann ausschließlich über einen zugelassenen Sozialträger genutzt werden

Gilt für haushaltsnahe Dienstleistungen,

wie z. B. Reinigung oder Unterstützung im Haushalt.

2. Verhinderungspflege (ca. 2.400 € im Jahr)
Wenn keine Kurzzeitpflege in Anspruch genommen
wurde, können bis zu 2.400 € für eine kurzzeitige
Auszeit bei der Pflege genutzt werden.

Dieser Betrag kann verwendet werden, um Freunde
oder Nachbarn zu bezahlen, die vorübergehend die
Pflege übernehmen.

Wichtig: Für Familienangehörige gibt es maximal die
Hälfte der Summe.

Ab 2025 werden
Kurzzeit/Verhinderungspflege zusammengenommen.

3. Kurzzeitpflege

Der Patient kann bis zu einigen Wochen im Jahr
in einem Pflegeheim untergebracht werden.

Während dieser Zeit wird das Pflegegeld
entsprechend gekürzt.

4. Pflegesachleistungen

Leistungen, die direkt durch einen
Pflegedienst erbracht und abgerechnet

werden.

Je nach Höhe der Sachleistungen wird das Pflegegeld entsprechend gekürzt.

5. Kombinationspflege

Bedeutet, dass sich die Pflege zwischen Angehörigen und einem Pflegedienst aufteilt.

Auch hier wird das Pflegegeld gekürzt, je nach Umfang der Sachleistungen.

Wichtig: vorher rechnen wie sich die Kürzungen

auf das Pflegegeld auswirken.

Hinweis: Dies ist nur eine stark verkürzte Information und bietet einen ersten Überblick. Für detaillierte Informationen und individuelle Beratung sollte Kontakt mit der Pflegekasse oder einem Sozialdienst aufgenommen werden. (Änderung seit 2025)

Jede Menge Arbeit und Bürokratie. Für alles muss ein Antrag gestellt werden und nicht alle stehen online zur Verfügung.

Aus mir nicht ersichtlichen Gründen werden einige Anträge immer noch ausschließlich per Post verschickt. Das bedeutet: Man muss sie telefonisch anfordern – und wenn man Pech hat, landet man bei mehreren Mitarbeitenden, bevor endlich jemand Kompetentes den richtigen Antrag zusendet.

Es kann frustrierend sein, aber ohne diese Formulare geht es einfach nicht weiter.

Die Suche nach dem Primärtumor

Mitte Juli bis August 2020

In der Zwischenzeit hatte Stefan seinen ersten Termin in der Lungenfachklinik. (*Der Befund der Metastase hatte eindeutig auf einen Lungentumor als Ursprung hingewiesen.*) Die Klinik war deutlich älter als die Kopfklinik und hatte einen sehr verwinkelten Aufbau, in dem man sich leicht verlaufen konnte. Er absolvierte seine ersten Voruntersuchungen – und erstaunlicherweise waren die Ergebnisse überraschend gut.

Ich sollte vielleicht noch erwähnen, dass zu dieser Zeit bereits Corona ein immer größer werdendes Thema wurde. Doch glücklicherweise durfte ich ihn noch begleiten, was für uns beide eine Erleichterung war.

Seine guten Ergebnisse ließen mich hoffen, dass mein Schwiegersohn vielleicht recht hatte mit seiner Vermutung: Der Lungentumor war möglicherweise schon *„ausgespült"* worden. Ein bisschen erleichtert fuhren wir nach Hause.

Doch beim nächsten Termin sah die Situation schon anders aus. Es war mitten im Lockdown und die Corona-Maßnahmen wurden strikt umgesetzt.

Vorsorglich hatte unser Hausarzt auf der Überweisung vermerkt: *„Begleitung zwingend notwendig!"*

Doch dem Einlasspersonal interessierte das nicht im Geringsten. „Nur mit richterlichem Beschluss darf eine Begleitperson mit in die Klinik." Ich war sprachlos. Wie sollte ein hilfloser Patient denn allein zurechtkommen?

Wir reihten uns widerspruchslos in die Warteschlange ein. Während wir warteten, hatte ich genügend Zeit, die kleinen Dramen zu beobachten, die sich vor uns abspielten.

Erster Akt:

Eine Frau in meinem Alter schob ihre etwa 90-jährige Mutter im Rollstuhl zum Eingang. Nach einer kurzen Diskussion - die Tochter durfte nicht mit hinein. Der älteren Dame im Rollstuhl wurde die Temperatur gemessen, ein Bändchen ums Handgelenk gelegt – und dann stellte man sie einfach im Foyer ab.

Die alte Dame tat mir so leid. Sie saß dort völlig verloren und hilflos, aber sie beschwerte sich nicht. Sie faltete nur die Hände und legte sie in ihren Schoß, während sie geduldig wartete. Erst nach einer gefühlten Ewigkeit konnte die Tochter rein, um ihre Mutter zu ihrem Termin zu bringen.

Zweiter Akt:

Ein Mann, Mitte 60, kam in Begleitung seiner Frau. Er trug Sauerstoff statt Mundschutz, dazu ein Plastikvisier vor dem Gesicht. Die Diskussion am Einlass wurde laut und heftig. Zig Telefonate später bekam er Einlass zu seinem Termin – allerdings musste seine Frau erstmal draußen warten.

Dann waren wir an der Reihe.

Ich ließ mich gar nicht erst auf eine Diskussion ein. Stattdessen gab ich uns beiden einfach die Handys in die Hand und so navigierte ich Stefan zügig bis zu seiner Abteilung. Dort musste er nur noch einen Arzt finden, der mich dann hinzu rufen würde.

(Am Ende, so stellte sich heraus, wurden sowieso alle Begleitpersonen zu ihren Schwerkranken Angehörigen dazu geholt. (Das ganze Drama hätte man sich also sparen können.)

Dann endlich durfte ich rein. Ich fand Stefan in einer überraschend guten Verfassung und gemeinsam gingen wir ins Sprechzimmer. Der Assistenzarzt setzte sich an seinen Schreibtisch, schlug die Patientenakte auf und begann zu lesen. Seite um Seite blätterte er durch, vertieft in die Unterlagen, während wir einfach nur dastanden.

Ich beobachtete ihn und dachte mir: Wenn er jetzt auch noch fragt, warum wir überhaupt hier sind, dann platzt mir endgültig die Hutschnur.

Plötzlich hörten wir im Flur eine Frau laut telefonieren. Ihre Stimme war so durchdringend, dass sie die gesamte Etage auszufüllen schien – da konnte nicht mal ich mithalten. Eine Sekunde später flog die Tür auf und eine Ärztin, kaum 1,60 groß, rauschte ins Zimmer.

Sie setzte sich lässig auf die Liege, begrüßte uns mit Namen und stellte sich als Oberärztin vor. Ohne Zeit zu verlieren, legte sie sofort los. Sie hatte Stefans gesamte Krankenakte bis ins Detail im Kopf und erklärte uns präzise die Zusammenhänge zwischen dem Lungentumor, der Metastase und den geplanten weiteren Schritten. Die Risiken der Behandlung folgten direkt hinterher, klar und sachlich.

Während ich versuchte, all die Informationen aufzunehmen, sah ich aus dem Augenwinkel, dass der Assistenzarzt einfach verschwunden war. Hä? ,dachte ich irritiert.

Die Oberärztin stellte uns nur noch die entscheidende Frage: „Sind Sie mit allem einverstanden?" Ein knappes Ja von uns beiden reichte ihr aus.

„Gut, dann sehen wir uns in zwei Tagen." Sie drehte sich nach rechts und wies ihrem Assistenzarzt an: „Machen Sie bitte die Papiere fertig." Noch während sie sprach, hatte sie schon wieder das Handy in der Hand und telefonierte, kaum dass sie die Türklinke berührte.

Ich drehte mich um – und da schob sich doch tatsächlich der Kopf des Assistenzarztes langsam über seinen Monitor nach oben. Ja, da war er wieder! Ich musste mir das Lachen verkneifen. Was für eine skurrile Szene.

Trotz allem konnte ich nicht anders, als die Oberärztin zu bewundern. Die Frau war einfach grandios. Das mit den Einweisungspapieren ging dann auch überraschend zügig und wir konnten endlich fahren. Zu Hause kamen dann wieder die Zweifel. Was, wenn sie doch noch den Primärtumor finden? Dann würde das eine weitere OP bedeuten, eine Chemotherapie und noch Bestrahlungen für den Kopf. Wie soll er das alles durchstehen?

Aber gedanklich war ich an einem Punkt angekommen, an dem ich mir sagte: Egal.

Egal, was sie noch finden – jetzt hat er noch Lebensqualität und diese Tortur tue ich ihm nicht an.

Doch die Zeit, darüber weiter nachzudenken, blieb mir ohnehin nicht. Alles lief in einem Tempo, das kaum Raum für Überlegungen ließ. Ich musste mich sofort um den nächsten Schritt kümmern: den Antrag bei der Krankenkasse für einen Krankentransport besorgen. Dieses Mal hatte er Anspruch darauf, aber davor ging es noch einmal zum Hausarzt. Dann musste ich ein Taxiunternehmen finden, das bereit war, diese Strecke zu fahren. Und natürlich die Tasche packen – alles musste vorbereitet sein.

Es wurde hektisch und meine Nachtschichten liefen irgendwie einfach nur so nebenher. Ich funktionierte nur noch, ohne groß über das Chaos um mich herum nachzudenken. Für mich bedeuteten die zwei Tage, die Stefan in der Klinik war, vor allem eines: einfach mal ausschlafen.

Zum ersten Mal seit Wochen konnte ich etwas durchatmen, auch wenn die Gedanken an ihn nie ganz verschwanden.

Dann kam das Ergebnis: *Kein Primärtumor* gefunden. Wow. *Schwiegersohn hatte recht!)*

So viel Glück im Unglück muss man erst einmal haben. Damit wurde er offiziell ein CUP-Patient – ein Patient mit einem Tumor unbekannter Herkunft.

Es war ein merkwürdiger Moment: Einerseits eine Erleichterung, andererseits eine neue Unsicherheit. Aber fürs Erste zählte nur, dass es keine neue Hiobsbotschaft gab.

Danach ging es zurück in die Kopfklinik. Geplant waren zehn Termine zur Bestrahlung des gesamten Kopfes. Ich konnte mir nicht vorstellen, wie er nach jeder Bestrahlung völlig erschöpft noch die 90 Kilometer Heimfahrt überstehen sollte – das war schlichtweg undenkbar. Es musste eine andere Lösung her.

Also verhandelte ich mit dem Arzt, ob die Bestrahlungstermine nicht hier vor Ort stattfinden könnten. Begeistert war er davon nicht, aber mein Argument überzeugte schließlich.

Dass das vielleicht nicht die klügste Entscheidung war, wurde mir erst später klar. In dem Moment, als die Bestrahlung nicht mehr in der Klinik stattfand, war

Stefan für sie praktisch kein Patient mehr. Und das bedeutete, dass wir plötzlich viel mehr auf uns allein gestellt waren.

Aber erst einmal ging es nach Hause. Ich machte mich sofort daran, einen Termin bei einem Radiologen hier vor Ort zu finden. Glücklicherweise fand ich schnell jemanden und sein Vorschlag klang gleich deutlich schonender: „Es gibt erst einmal nur fünf Bestrahlungen und diese auch nur punktuell."

Abwärts in die Strahlennekrose – als alles nur noch schlimmer wurde

September bis Oktober 2020

Ich muss schon sagen, diese Kopfmaske, die ihm vorher passgenau angefertigt wurde, sah schon ziemlich Alien mäßig aus. Die ersten zwei Bestrahlungstermine hatte Stefan ohne größere Probleme überstanden – keine Nebenwirkungen, keine Auffälligkeiten.

Doch dann änderte sich das Bild. Mit jeder weiteren Sitzung bemerkte ich stärkere kognitive Störungen bei ihm. Sein Gang wurde wieder unsicherer, das Kurzzeitgedächtnis ließ nach und sein Verhalten wurde zunehmend auffälliger.

Es erinnerte mich an das Verhalten eines Menschen mit Demenz – Momente der Verwirrung und Orientierungslosigkeit. Es war schwer mit anzusehen, wie er sich allmählich veränderte und in mir wuchs die Frage: War das wirklich der richtige Weg?

Aber zurück konnten wir nicht mehr.

Nach den letzten beiden Bestrahlungsterminen ging es mit Stefan gesundheitlich nur noch abwärts. Als Laie versuchte ich, mir das irgendwie zu erklären. Ich stellte mir vor: Ich zünde ein Stück Papier an, die Asche fällt ab.

Vielleicht passiert im Gehirn etwas Ähnliches? Durch die Bestrahlung werden sowohl kranke als auch gesunde Zellen zerstört – aber was passiert mit dem „Abfall"? Könnte das der Auslöser für diese Nebenwirkungen sein? Ich hatte so viele Fragen, aber keine Antworten. Was konnte man dagegen tun? Gar nichts. Diese Hilflosigkeit war unerträglich und während ich grübelte, ging es ihm immer schlechter. Sein Zustand verschlechterte sich mit jeder Stunde und ich konnte nur dabei zusehen.

Er torkelte nur noch durchs Haus, als hätte er eine halbe Flasche seines Lieblingswhiskys getrunken.

Seine selbstständige Grundversorgung funktionierte kaum noch.

Vor seiner Erkrankung war Stefan ein Mann, der penibel auf sein Äußeres achtete. Alles musste bis ins kleinste Detail stimmen. Sein Hemd war immer gebügelt, die Schuhe auf Hochglanz poliert – er überließ nichts dem Zufall. Dasselbe galt für die Küche, sein Heiligtum. Nichts durfte herumstehen, jeder Gegenstand hatte seinen Platz. Mehrmals am Tag putzte er gründlich durch, wischte, räumte, ordnete.

Er war ein ehemaliger Gastronom und ein ausgezeichneter Koch. Seine Gerichte waren nicht nur köstlich, sondern auch optisch perfekt angerichtet.

Doch jetzt?

Nichts von alledem war mehr da. Diese Eigenschaften, die ihn so sehr ausgemacht hatten, schienen verschwunden – und ich vermisste sie schmerzlich. Es war, als hätte ich ihn bereits ein Stück weit verloren. Er lief den ganzen Tag nur noch im Bademantel herum, trank eine Tasse Kaffee nach der anderen und rauchte – ohne Sinn, ohne Verstand. Jeder Versuch, mit ihm zu reden oder auch nur einen Funken Vernunft zu erreichen, war vollkommen zwecklos.

Die Treppe zu unserem Schlafzimmer schaffte er zwar noch einigermaßen, aber jedes Mal ging mir dabei der Arsch auf Grundeis. Ich stellte mir vor, wie er mitten auf der Treppe stürzt oder gar nicht mehr hochkommt. Doch was hätte ich tun können? 24 Stunden hinter ihm herlaufen? Das war ein Ding der Unmöglichkeit. Ich fühlte mich völlig überfordert und hilflos, während ich gleichzeitig versuchte, ihn vor sich selbst zu schützen.

Eine Nacht, die alles veränderte

Eines Morgens, früh um fünf, ich war noch an der Arbeit, rief mich meine Tochter Janine an. (Sie wohnt mit im Haus.) Ihre Stimme klang aufgeregt: „Stefan liegt hier oben im Flur und kann nicht mehr aufstehen." Sie hatte bereits versucht, ihn hochzuheben, aber es war zwecklos.

Ich rief sofort meine Arbeitskollegin an und fragte, ob sie mich früher ablösen könnte. Als ich ihr den Grund erklärte, zögerte sie keine Sekunde. Innerhalb von zehn Minuten war sie mit ihrem Mann da – und dieser bot mir sofort seine Hilfe an. Gemeinsam fuhren wir nach Hause. Dort lag Stefan immer noch im Flur. Er war desorientiert und konnte die Situation nicht erfassen.

Zuerst versuchte ich, ihn allein aufzuheben, doch ich musste entsetzt feststellen, dass er gar nicht mehr in der Lage war, seine Beine zu steuern. Sie waren wie gelähmt und jede meiner Bemühungen scheiterte. Zum Glück war der Mann meiner Kollegin dabei. Er schaffte es, Stefan alleine auf die Beine zu stellen und zusammen brachten wir ihn schließlich ins Bett. Ich war heilfroh. An Schlafen war nicht zu denken.

Es gibt Themen, über die zu schreiben unangenehm ist – aber sie gehören einfach dazu. Der Toilettengang war für ihn unmöglich geworden, was sich allerdings bereits erledigt hatte.

Also blieb mir nichts anderes übrig, als ihn zu waschen und umzuziehen. Es war eine wahre Tortur, denn er war in keinster Weise kooperativ. Stattdessen widersetzte er sich jeder meiner Bemühungen und machte alles noch schwieriger. Ein Blick in seine Augen reichte, um zu erkennen, dass Schimpfen oder Aufregen vollkommen sinnlos war.

Ich konnte ihn mit Worten nicht mehr erreichen. Mir war klar: Ich brauchte dringend einen Plan. So konnte es einfach nicht weitergehen.

Der einzige Plan: Unser Hausarzt

Februar 2021

Mit viel Mühe schaffte ich es, Stefan dorthin zu bringen. Unser Hausarzt war zum Glück sofort alarmiert und überwies ihn direkt ins Krankenhaus. Er musste in die Nachbarstadt, weil dort die einzige neurologische Abteilung in der Umgebung war.

Mein Aufatmen hielt nicht lange an. Nach ein paar Stunden kam ein Anruf aus dem Krankenhaus. Die Stimme am anderen Ende sagte ruhig, aber bestimmt:

„Können Sie bitte vorbeikommen? Es gibt Probleme."

Was mir in diesem Moment alles durch den Kopf schoss, kann ich kaum in Worte fassen. Mein Herz raste, mein Blutdruck stieg und mein Adrenalinspiegel schoss ins Unermessliche. Unzählige Szenarien spielten sich in meinem Kopf ab – jedes schlimmer als das andere. Trotzdem versuchte ich, mich zu sammeln und machte mich sofort auf den Weg.

Als ich dort ankam schoben sie ihn mir schon im Rollstuhl entgegen – frei nach dem Motto: „Da haben Sie ihn wieder."

Kurz darauf kam der Oberarzt auf mich zu, mit einem Gesichtsausdruck irgendwo zwischen Genervtheit und Resignation. „Ihr Mann hat hier ein ziemliches Chaos angerichtet."

Ich wusste sofort, dass das nichts Gutes bedeutete.

Obwohl Stefan kaum geradestehen konnte, geschweige denn laufen, war die Sucht, eine rauchen zu gehen, so groß, dass er all seine restlichen Ressourcen mobilisierte.

Mit anderen Worten: Er ging stiften!

Die halbe Abteilung war auf der Suche nach ihm. Schwestern, Pfleger und Ärzte liefen durch die Gänge, suchten in Zimmern und Fluren – es war wie die Suche nach der sprichwörtlichen Nadel im Heuhaufen.

Irgendwie fand Stefan den Haupteingang. Doch zum Rauchen kam er nicht mehr, denn mitten in der Lobby machte es platsch – und da lag er der Länge nach.

Zumindest war das der Moment, in dem sie ihn endlich fanden. Und so landete er wieder dort, wo er hingehörte – im Krankenhausbett. Aber nicht, ohne ein gewaltiges Durcheinander hinterlassen zu haben.

Der Oberarzt machte mir unmissverständlich klar: „In diesem Zustand können wir ihn hier nicht behalten."

Er erzählte mir, dass er bereits mit der Kopfklinik telefoniert hatte. Doch, wie schon erwähnt, wollten sie ihn nicht aufnehmen, da er offiziell nicht mehr ihr Patient war.

Irgendwie setzte sich dieser Oberarzt tatsächlich gegen die prominente Klinik durch – mit welcher Hartnäckigkeit auch immer. Schließlich wurde der Krankentransport organisiert und Stefan dorthin verlegt.

Für mich hieß es wieder: ab auf die Autobahn.

Am nächsten Tag war Stefan wieder auf der neurologischen Station der Kopfklinik. Das Ergebnis der Untersuchung: - Strahlennekrose -

Die Diagnose klang bedrohlich, doch meine einzige Hoffnung war nun, dass sie ihn mit Medikamenten so gut einstellen konnten, dass er wenigstens ein bisschen Lebensqualität zurückbekommt.

Es begann: ein bisschen hiervon, ein bisschen davon – und zu guter Letzt noch Kortison.

Irgendwie schrillten meine Alarmglocken. Warum?

Die Erkenntnis kam schneller, als mir lieb war. Nach einer Woche wurde Stefan wieder nach Hause entlassen. In weiser Voraussicht hatte ich bereits einen Rollator für ihn besorgt – oder besser gesagt, ich hatte es versucht. Natürlich dachte ich zuerst, es sei einfach: ins Sanitätshaus gehen, einen aussuchen und mitnehmen. Aber weit gefehlt.

Der Ablauf war wie folgt: Zuerst musste ich ins Sanitätshaus, um mir die genaue Nummer des gewünschten Geräts aufzuschreiben. Anschließend ging es zum Hausarzt, um ein Rezept dafür zu holen. Dann wieder zurück ins Sanitätshaus, wo das Rezept entgegengenommen wurde. Aber damit war es noch nicht getan: Das Sanitätshaus reichte das Rezept an die Krankenkasse weiter und die entschied dann, ob uns das Hilfsmittel überhaupt zusteht.

Dann heißt es warten. Wenn die Krankenkasse endlich grünes Licht gibt, kann man das Gerät entweder abholen oder es wird gebracht. Dieses aufwendige Prozedere gilt für jedes Hilfsmittel. Jetzt ist mir auch klar, warum so viele ältere Menschen nicht die Hilfsmittel haben, die sie dringend brauchen.

Der Weg dorthin ist schlichtweg zu kompliziert und frustrierend – vor allem für Menschen, die keine Unterstützung haben.

Fürs Erste schien es Stefan ein bisschen besser zu gehen. Er beteiligte sich im Haushalt, und die Kommunikation funktionierte einigermaßen. Es war eine kleine Erleichterung – die aber leider nicht lange anhielt.

Kortison – Ein Segen oder ein Fluch?

Das Kortison begann seine ersten Nebenwirkungen zu zeigen. Sein aufgequollenes Gesicht war dabei gar nicht das größte Problem – sondern seine Beine. Sie schwollen auf das Doppelte ihrer normalen Größe an.

Die Haut war so gespannt, dass ich ständig befürchtete, sie könnte jeden Moment reißen.

Ich versuchte verzweifelt, ihm Erleichterung zu verschaffen – mit Massagen, Wassertabletten, allem, was ich mir vorstellen konnte. Doch nichts half wirklich.

Er hatte Schmerzen und konnte nicht mehr laufen. Die Bilder, die sich in meinem Kopf abspielten, machten das Ganze noch schlimmer. Ich fühlte mich so hilflos, während ich mit ansah, wie er immer mehr litt.

Nach Rücksprache mit unserem Hausarzt blieb uns nur eine Möglichkeit: Die Cortisondosis musste reduziert werden. Das machte Sinn, denn er hatte ja ohnehin die höchste Dosierung.

Stefans Tablettenkonsum betrug zu diesem Zeitpunkt unglaubliche 20 Stück pro Tag.

Doch als ob das nicht schon genug wäre, verstärkte sich auch noch seine Strahlennekrose wieder. Somit war eine vernünftige Kommunikation mit ihm nicht mehr möglich.

Dann kam noch ein Schreiben von der Krankenkasse. Der nächste Schlag:

Der Medizinische Dienst hatte festgelegt, dass Stefan nicht mehr REHA-fähig und somit auch nicht mehr arbeitsfähig sei.

Er solle umgehend Erwerbsminderungsrente beantragen.

Kurz zur Information: Stefan war immer noch Angestellter und hatte daher Anspruch auf 78 Wochen Krankengeld, abzüglich der Wochen, in denen er bereits krankgeschrieben war. Nach der Aussteuerung hätte er noch zum Arbeitsamt „gehen" müssen um die Nahtlosigkeitsregelung zu beantragen. (bis die EM-Rente bewilligt worden wäre)

Aber ich war auf diesen Brief vorbereitet, obwohl ich im ersten Moment vor Wut fast geplatzt wäre. Natürlich wusste ich, dass die Krankenkasse laut Gesetz das Recht dazu hatte. Also hieß es für mich: Fleißarbeit und Rechnen.

Zum Glück passte seine Konstellation genau bis zum regulären Rentenbeginn. Diese Erkenntnis war wie ein kleiner Lichtblick inmitten all des Ärgers.

Ich schrieb der Krankenkasse alles detailliert, legte meine Berechnungen dar – und dann? Keine Antwort mehr.

Der nächste Klinikaufenthalt

25. Juni 2021

Unabhängig von all den bürokratischen Kämpfen stellte sich die drängende Frage: Wie sollte es mit ihm jetzt weitergehen? Sein Zustand verbesserte sich in keiner Weise. Es wurde immer deutlicher, dass wir so nicht weitermachen konnten.

Unser Hausarzt handelte schnell. Er überwies Stefan sofort in die Kopfklinik, organisierte den Krankentransport – und los ging's.

Diese Entscheidung hätte sein letzter Tag sein können

Nach drei Stunden – die einstündige Fahrzeit bereits eingerechnet – dachte ich mir: Jetzt müsste er doch langsam in seinem Krankenzimmer angekommen sein. Also versuchte ich, ihn anzurufen. Zu meiner Erleichterung ging er tatsächlich ans Handy. Noch völlig ahnungslos fragte ich: „Na, hat alles geklappt? Bist du schon auf Station?"

Seine Antwort ließ mir das Blut in den Adern gefrieren: „Ich bin am Bahnhof und muss mal schauen, wann ein Zug nach Hause fährt."

Es fühlte sich an, als würden mir in diesem Moment die Beine unter dem Hintern weggerissen. Am Bahnhof? Wie in aller Welt ...?

Mein Kopf war voller Fragen, doch das Einzige, was ich wirklich spürte, war Panik.

An seiner verwaschenen Sprache erkannte ich sofort, dass es ihm sehr schlecht ging. Er war völlig neben sich und konnte mir nicht einmal erklären, warum er nicht in der Klinik war. Das Einzige, woran er sich erinnerte, war, dass er sich an einem Bauzaun festhalten wollte – und dann mit dem Teil umgestürzt war.

Bei dieser Vorstellung brannte mir fast die Sicherung durch. Trotzdem versuchte ich verzweifelt, Ruhe zu bewahren und fragte ihn, ob er mir seinen genauen Standort sagen könne. Er wusste immerhin noch, dass er sich am Bahnhof etwas zu trinken geholt hatte. Das war der einzige klare Hinweis, den ich von ihm bekam.

Meine Anweisung war daher eindeutig: „Bleib genau dort, wo du bist! Ich rufe dich gleich zurück. Und auf keinen Fall steigst du in einen Zug ein!"

Ich hoffte inständig, dass er die Information verstehen würde, während ich hektisch überlegte, wie ich ihn so schnell wie möglich finden und diese Situation unter Kontrolle bringen konnte. Sofort rief ich in der Klinik an und bekam tatsächlich den Arzt aus der Notaufnahme ans Telefon. Ohne Umschweife brüllte ich los: „Wie kann es sein, dass ein Patient mit einer Einweisung jetzt am Bahnhof umherirrt?!"

Sein Kommentar ließ mich fast explodieren: „Er hatte einen epileptischen Anfall und ein Medikament bekommen. Wenn die Wirkung einsetzt, wird es ihm wieder besser gehen."

Ich konnte es nicht fassen. Ohne ein weiteres Wort brach ich das Telefonat ab. Meine Wut und Verzweiflung waren in diesem Moment kaum noch zu kontrollieren.

Meine restliche Energie konzentrierte sich jetzt nur noch auf Stefan. Alles andere war zweitrangig.

Dass ihm auf dem Bahnhof niemand geholfen hatte, konnte ich mir leider vorstellen. Sein Verhalten musste auf Außenstehende wirken wie das eines völlig Betrunkenen: Er war verwirrt, torkelte umher und war kaum in der Lage, klar zu kommunizieren. Ich versuchte, ruhig zu bleiben, obwohl mich die ganze Situation innerlich zerriss. Mein einziger Gedanke war: Wie bekomme ich ihn sicher nach Hause?

Ich rief ihn erneut an und war unglaublich erleichtert, dass er noch in der Lage war, das Handy zu benutzen – diesmal sogar über FaceTime. Doch sein Zustand war grauenvoll. Sein Gesicht war aschfahl, seine Bewegungen unsicher und er wirkte völlig verwirrt.

Dabei bemerkte ich nicht einmal, wie sehr ich selbst psychisch an meine Grenzen kam. Verzweifelt suchte ich nach einer Lösung und schrie ins Telefon – mehr aus Panik als aus Vernunft – und brachte kaum hilfreiche Anweisungen heraus.

In diesem Moment nahm mir Janine das Handy aus der Hand. *„Beruhige dich mal."*

Sie sprach mit Stefan, ließ sich von ihm die Umgebung zeigen und entdeckte schließlich einen Verkaufsstand in seiner Nähe. Dann dirigierte sie ihn dorthin. Er gab der Verkäuferin das Handy und meine Tochter erklärte ihr kurz die prekäre Situation. Sie bat sie, ob sie ein Taxi für ihn organisieren könnte. Die Dame war unglaublich hilfsbereit und kümmerte sich sofort um einen Fahrer.

Eine Stunde später war er endlich wieder zu Hause. Ich hätte aufatmen können, doch stattdessen war ich einfach nur völlig erschöpft. Die vierhundert Euro für das Taxi waren mir dabei völlig egal – das Einzige, was zählte, er war sicher nach Hause zurückgekommen.

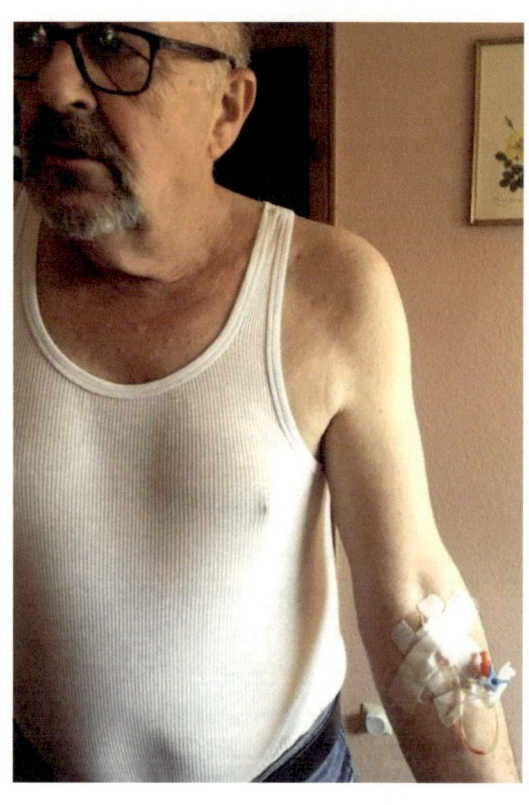

So bekam ich ihn

Mit meiner Janine zusammen schaffte ich es, Stefan die Außentreppe hinauf und ins Wohnzimmer zu bringen, wo ich bereits ein provisorisches Bett für ihn vorbereitet hatte. Ich wusch ihn, zog ihm frische Sachen an, versorgte die Schürfwunden an seinen Händen und Knien und entfernte die Kanüle aus seinem Arm. Er wusste zwar nicht, wo er war, aber uns erkannte er. Mir war klar, dass die Strahlennekrose immer mehr seine kognitiven Fähigkeiten verschlechterte.

Mein emotionaler Zustand besserte sich nicht. Ich hatte immer noch dieses furchtbare Bild im Kopf: Was, wenn er ins Gleisbett gestürzt wäre? Der Gedanke ließ mich nicht los und ich konnte kaum glauben, dass wir diesen Albtraum gerade noch einmal abgewendet hatten.

Dann erinnerte ich mich an die Ratschläge unserer Freunde: Pass auf dich gut auf. Du wirst an deine Grenzen kommen. Und jetzt waren sie genau da – meine Grenzen. Ich war körperlich und emotional am

Ende. Jeder weitere Tag in diesem Zustand hätte mich komplett ausgebrannt. Also zog ich die Reißleine und ließ mich vom Hausarzt krankschreiben.

Es war keine leichte Entscheidung, aber ich wusste: Wenn ich jetzt nicht auf mich selbst achtete, würde ich irgendwann zusammenbrechen – und das konnte ich mir nicht leisten. Nicht für Stefan und auch nicht für mich.

Ich kümmerte mich so gut ich konnte um Stefan, aber egal, was ich versuchte, es ging ihm immer schlechter. Nichts von dem, was ich tat, schien zu helfen. Schließlich blieb mir nur noch eine Option: den Notarzt zu rufen.

Kampf um Antworten – Warum man als Angehöriger niemals aufgeben darf

Doch die nächste Frage war: Wohin mit ihm? Die neurologische Abteilung wollte ihn nicht aufnehmen und die Uniklinik lehnte ihn ebenfalls ab.

Ich war fassungslos. Keine schnelle Lösung war in

Sicht und so blieb mir nichts anderes übrig, als ihn zu Hause zu behalten – völlig überfordert und mit einem Gefühl der völligen Hilflosigkeit.

Nach zwei Tagen hatte sich Stefans physischer und psychischer Zustand so dramatisch verschlechtert, dass ich erneut den Notarzt rief.

Dieses Mal war es unübersehbar: Stefan konnte nicht einmal mehr seinen eigenen Namen sagen. Für die Notärztin war die Sache klar. Ohne zu zögern entschied sie: sofort in eine Klinik. Es war eine Mischung aus Erleichterung und Sorge, die mich in diesem Moment überkam. Endlich wurde gehandelt, aber die Frage blieb: Wie schlimm steht es wirklich um ihn?

Im Krankenhaus erholte sich Stefan wieder ein bisschen, zumindest vorübergehend. Doch ich konnte nicht aufhören, darüber nachzudenken, was diese ständigen Rückschläge auslöste. Irgendwie hatte ich das Gefühl – laienhaft ausgedrückt – dass diese Strahlennekrose in Wellen auftrat. Vielleicht immer dann, wenn verbrannte Zellen abfielen und in die Blutbahn des Gehirns gelangten?

Bei jedem Schub setzten bei ihm alle motorischen und kognitiven Fähigkeiten aus. Natürlich war das nur meine eigene Vermutung, aber niemand konnte mir eine klare Antwort geben – weder darüber, wie lange das Ganze dauern würde, noch, ob es überhaupt jemals enden könnte.

Diese Ungewissheit war zermürbend.

Im Krankenhaus versuchten die Ärzte, Stefan wieder in die Uniklinik zu überweisen. Auf meine Nachfrage, wann das geschehen würde, bekam ich eine ernüchternde Antwort:

„Eine direkte Überweisung ist nicht möglich. Er müsste erst einen Tag nach Hause."

Es war einfach absurd. Wie sollte er in seinem Zustand überhaupt einen Tag zu Hause schaffen?

Doch mich wunderte mittlerweile gar nichts mehr.

Nach einer Woche im Krankenhaus war es endgültig klar: Es würde keine direkte Überweisung in die Uniklinik geben. Stattdessen bekam Stefan einen Termin bei einem Neurologen der Uniklinik, der sich zukünftig um seine Behandlung kümmern sollte.

Also hatte ich ihn wieder zu Hause – erschöpft, aber diesmal mit einem kleinen Funken Hoffnung im Gepäck.

Vielleicht, nur vielleicht, würde dieser Neurologe endlich eine Lösung finden, wie man ihm helfen könnte. Zumindest fühlte es sich so an, als gäbe es nun jemanden, der die Verantwortung übernehmen und nach einem Weg suchen würde.

Diese Hoffnung war alles, woran ich mich in diesem Moment festhalten konnte.

Zu Hause nutzte ich die Zeit, um endlich seinen Rentenantrag fertig auszufüllen. Zu meinem Erstaunen ging das relativ flott – zumindest für meine Verhältnisse.

Es fühlte sich fast wie eine kleine Erleichterung an, mal einen Punkt von der endlosen To-do-Liste streichen zu können. Doch dann stieß ich auf den nächsten Haken: der Antrag für die RentnerKrankenkasse.

Stefan hatte viele Jahre selbstständig gearbeitet und in dieser Zeit nicht in die gesetzliche Krankenversicherung eingezahlt. Und genau das wurde jetzt zum Problem.

Hinzu kam die 9/10-Regelung.

Diese besagt, dass man während der zweiten Hälfte seines Erwerbslebens zu mindestens 90 % der Zeit Mitglied in einer gesetzlichen Krankenkasse gewesen sein muss.

Übersetzt bedeutet das: In etwa 22 der letzten 45 Arbeitsjahre hätte Stefan in die gesetzliche Krankenkasse einzahlen müssen.

Er erfüllte diese Voraussetzung nicht. Die Konsequenz? Er müsste sich privat versichern. (*von der kleinen Rente auch noch privat versichern?*)

Natürlich kam sein Antrag mit genau dem befürchteten Hinweis zurück: Er erfüllt die 9/10Regelung nicht.

Also machte ich mich erneut an die Arbeit, recherchierte und suchte nach jedem noch so kleinen Ansatz, um die fehlenden Jahre zusammenzubekommen. Stundenlang durchforstete ich Unterlagen, kramte in alten Dokumenten und prüfte jedes Detail aus seiner Vergangenheit.

Und tatsächlich – mit viel Glück und einer Menge Fleißarbeit gelang es mir, die fehlenden Jahre irgendwie zusammenzukratzen.

Es war ein Kraftakt, aber am Ende war es die Mühe wert.

August 2021

Der Termin in der Uniklinik war zum Glück relativ zeitnah, allerdings für mich denkbar ungünstig. Direkt nach meiner Nachtschicht musste ich mit Stefan losfahren. Keine Zeit zum Ausruhen, keine Pause – einfach weitermachen.

Da er immer noch nicht in die Kategorie der bezahlten Krankentransporte fiel, blieb uns nichts anderes übrig, als erneut ein Taxi zu nehmen. 400 Euro – wieder einmal aus eigener Tasche. Also machte ich uns beide nach meiner Nachtschicht fertig und los ging's. Eine Stunde Schlaf im Auto musste ausreichen, um irgendwie durch den Tag zu kommen.

Während ich die Anstrengung spürte, war ich insgeheim froh über meine Entscheidung, ihm (mit einer hohen Zuzahlung) einen Hightech-Rollator gekauft zu haben. Diese Kombination aus Rollator und Rollstuhl erwies sich als absoluter Segen.

In der Uniklinik sind die Wege unendlich lang und Stefan hätte es nicht einmal bis zum Eingang geschafft.

Dann kam endlich der Termin beim Arzt. Hier fühlten wir uns verstanden und gut aufgehoben. Es gab im Grunde nur eine sinnvolle Option: eine Therapie mit Avastin.

Doch bevor wir starten konnten, musste die Krankenkasse das erst genehmigen. Nicht, weil das Medikament besonders teuer war – nö, es war einfach nur eine Vorschrift.

Es war frustrierend, wieder einmal von einer Genehmigung abhängig zu sein, aber zumindest gab es jetzt einen Plan. Und das fühlte sich wie ein kleiner Lichtblick an.

Der Antrag wurde gestellt, wie es das Verfahren verlangte und vom Ärztegremium der Klinik sorgfältig begründet. Alles klang so logisch und eindeutig, dass ich dachte, es müsste einfach durchgehen.

Doch dann hieß es: warten. Und warten.

Es fühlte sich an wie eine Ewigkeit, bis endlich die Antwort vom Medizinischen Dienst (MD) kam: abgelehnt – die Begründung wäre nicht ausreichend.

Die Enttäuschung und Wut kochten in mir hoch.

Wie konnte ein solcher Antrag, der von Spezialisten beschlossen worden war, abgelehnt werden? Es war, als würde uns wieder einmal der Boden unter den Füßen weggezogen.

Beim zweiten Anlauf kam zum Glück die erlösende Genehmigung.

Da die Therapie einer Chemotherapie gleichgesetzt ist, war wenigstens der bezahlte Krankentransport abgesichert.

Das war eine enorme Erleichterung, denn so mussten wir uns zumindest um diesen Aspekt keine Sorgen mehr machen.

Jetzt konnte die Behandlung endlich starten – und mit ihr keimte auch ein kleines Stück Hoffnung auf.

September 2021

Es konnte also losgehen – endlich der Start der Therapie. Doch wie immer gab es noch eine Vorgabe: Vor jeder Infusion brauchte Stefan einen aktuellen Befund von einer Blutabnahme.

Für uns bedeutete das zusätzlichen Aufwand. Einen Tag vor dem Termin mussten wir zum Hausarzt, damit ihm Blut abgenommen werden konnte. Am nächsten Morgen hieß es dann, den Befund abzuholen und direkt weiter in die Klinik zu fahren. Die Organisation und der enge Zeitplan waren anstrengend, aber ich war bereit, alles zu tun, damit diese Therapie eine Chance hatte.

Man hat wirklich das Gefühl, dass alles auf die Angehörigen abgeladen wird.

Egal, wie komplex die Situation ist oder wie überfordert man selbst schon ist – eine echte Lösung oder Hilfe wird einem nicht angeboten.

Was mich dabei am meisten beschäftigt, ist die Frage: Was passiert, wenn beide – Patient und Angehöriger – über 80 sind?

Haben sie dann einfach Pech gehabt? Wie sollen sie die ganze Organisation, die Fahrten, die Anträge und all die Bürokratie allein stemmen?

Es ist frustrierend und erschreckend, wie wenig Unterstützung es in solchen Situationen gibt.

Als würde das System voraussetzen, dass immer jemand da ist, der jung, fit und belastbar genug ist, um alles zu übernehmen.

Aber was, wenn das nicht der Fall ist? Wer fängt diese Menschen auf?

Es fühlt sich oft so an, als bliebe man mit all dem einfach allein.

Eine positive Überraschung war für mich die Atmosphäre auf der Krebsstation. Weder Hektik noch Stress waren dort zu spüren. Es herrschte eine Ruhe, die in starkem Kontrast zu allem stand, was wir bisher erlebt hatten.

Die Ärzte und Schwestern waren unglaublich nett, freundlich und gleichzeitig hochprofessionell. Sie nahmen sich Zeit für uns, erklärten alles in Ruhe und hatten immer ein offenes Ohr. Es fühlte sich endlich so an, als wären wir in guten Händen. Diese positive

Erfahrung gab mir ein Stück Vertrauen zurück und ließ mich ein kleines bisschen durchatmen.

Nach der zweiten Behandlung musste ich klären, wie es weitergeht, da unser Hausarzt Urlaub hatte und wir vor dem nächsten Termin keine Blutuntersuchung bei ihm machen konnten. Ich fragte in der Klinik nach – und siehe da, es ging tatsächlich auch dort!

Die Blutabnahme konnte direkt vor Ort gemacht werden. Stefan musste lediglich eine halbe Stunde warten, bis die Ergebnisse vorlagen. Es war eine große Erleichterung, dass wir uns diesen zusätzlichen Schritt ersparen konnten.

Ich fragte mich, warum das nicht von Anfang an so gehandhabt wurde – aber immerhin, es funktionierte jetzt einfacher.

Dann kam die vierte Avastin-Infusion. Es begann wie gewohnt: Blutentnahme, Vorbereitung und Stefan durfte noch gemütlich an seinem Brötchen knabbern.

Alles schien seinen gewohnten Lauf zu nehmen – bis plötzlich die Ärztin und die Schwester völlig aufgeregt in den Behandlungsraum kamen.

„Sofort aufhören zu essen!" riefen sie und ihr Gesichtsausdruck sprach Bände.

Es war dieser Ausdruck, den ich schon zu gut kannte: eine Mischung aus Mitleid und Hilflosigkeit.

In diesem Moment ahnte ich, dass das nichts Gutes bedeutete.

Die Blutuntersuchung ergab, dass Stefans Blutzuckerspiegel bei über 500 lag.

Ich stand völlig bedröppelt da – dieser Wert sagte mir überhaupt nichts.

Die Ärztin schaute mich ernst an und meinte nur:

„Kaum zu glauben, dass er überhaupt noch stehen kann."

Stefan brauchte also dringend Insulin – und zwar sofort. Naiv, wie ich war, fragte ich: „Wir sind doch hier in der Uniklinik. Wo müssen wir hin?"

Die Antwort der Ärztin traf mich völlig unvorbereitet:

„Ja, das geht so nicht. Dafür haben wir keine Befugnis." Ich war fassungslos. Wie konnte das sein?

Es war wieder einer dieser Momente, in denen ich das Gesundheitssystem überhaupt nicht mehr verstand.

Ganz im Stillen hoffte ich, Stefan würde einfach umkippen. Dann würde er wenigstens direkt in die Notaufnahme kommen und dort sofort das dringend benötigte Insulin erhalten. Aber er fiel nicht um.

Die Avastin-Therapie hatte sich somit erst mal erledigt.

Die Ärztin schrieb mir schließlich ein Privatrezept aus und erklärte mir genau, welche Dosis Stefan benötigte. Das war zwar eine Lösung, aber keine, die mich wirklich beruhigte.

Die Heimfahrt – knapp eine Stunde – wurde zu einer Achterbahn der Gefühle. Zwischen Angst, Panik und Verzweiflung malte ich mir die schlimmsten Szenarien aus: Was, wenn er während der Fahrt ohnmächtig wird? Was soll ich dann tun? Ich habe doch keine Ahnung!

Aber irgendwie ging es gut aus. Wir kamen heil zu Hause an. Ich brachte Stefan erst einmal ins Bett, damit er sich ausruhen konnte und fuhr dann sofort in die Apotheke. Dort bekam ich einen regelrechten Schnellkurs:

Wie misst man den Blutzuckerspiegel? Wie setzt man Insulinspritzen? Die Apothekerin erklärte alles geduldig, aber mein Kopf schwirrte. Würde ich mir das alles merken können?

Was, wenn ich etwas falsch mache?

Die Verantwortung fühlte sich überwältigend an und ich hatte so einen Schiss davor, einen Fehler zu machen – aber irgendwie meisterte ich alles souverän.

Dann wollte ich unbedingt wissen, wieso Stefan auf einmal Diabetiker geworden war. Ich setzte mich hin, recherchierte – und da stand es schwarz auf weiß:

Kortison über einen längeren Zeitraum in höchster Dosierung. Ich tobte und fluchte, aber vor allem, weil ich sauer auf mich selbst war.

Sonst lese ich jeden Beipackzettel von vorne bis hinten durch, aber diesmal nicht. Diesmal hatte ich blind vertraut.

Und dann kam die nächste Frage, die mich noch mehr aufwühlte:

Warum hat mich niemand darüber aufgeklärt?

Alles Aufregen brachte mich nicht weiter – das war mir klar. Wenn ich eins in dieser Zeit gelernt hatte, dann, dass ich Dinge manchmal einfach abhaken und weitermachen musste. Also zog ich mich für meine Nachtschicht um, versuchte mich zu sammeln und funktionierte einfach. Bevor ich ging, maß ich noch einmal Stefans Blutzuckerwert. Er war schon ein wenig niedriger. Aber trotzdem konnte ich den Gedanken nicht abschütteln: Hoffentlich überlebt er die Nacht.

Mit diesem mulmigen Gefühl machte ich mich auf den Weg zur Arbeit.

Zu meinem „Glück" habe ich einen Arbeitskollegen, der selbst Diabetiker ist. Die ganze Nacht löcherte ich ihn mit Fragen. Am Ende der Schicht fühlte ich mich tatsächlich etwas sicherer im Umgang mit dieser neuen, zusätzlichen Erkrankung.

Die Nacht hatte Stefan überstanden. Die Werte waren aber alles andere als okay.

Gut, dass man nicht weiß, was als Nächstes kommt.

Ein letzter Versuch – Reha oder Pflegeheim?

November 2021

In dieser Woche zeigten sich die Nebenwirkungen der Avastin-Therapie drastisch.

Doch ich konnte kaum noch unterscheiden: Lag es wirklich an der Chemo? Oder waren es die Folgen der Strahlennekrose?

Die Symptome schienen sich zu überlagern, als würde eines das andere verstärken.

Es war, als ob sein Körper zwischen diesen beiden Belastungen zerrissen wurde.

Und während ich verzweifelt versuchte, Antworten zu finden, fühlte ich mich immer mehr wie ein hilfloser Zuschauer, der kaum noch begreifen konnte, was da eigentlich geschah.

Wieder einmal blieb mir nichts anderes übrig, als den Notarzt zu rufen. Stefan war nicht mehr ansprechbar, völlig abwesend.

Dieses Mal konnte er nicht mehr weglaufen, also nahm ihn der Notarzt mit – direkt in die Klinik, auf die neurologische Station.

Ich klammerte mich an die Hoffnung, dass sie ihn vielleicht mit einer neuen Medikation stabilisieren könnten. Doch diese Hoffnung ging eigentlich schon gegen null.

Wie viele Medikamente sollten es denn noch sein? Er bekam doch schon 20 Tabletten täglich. Diese Dosis war bereits jenseits dessen, was ich für normal hielt und dennoch schien nichts zu helfen. Ich fragte mich: Wo führt das hin? Und wie lange kann sein Körper das noch mitmachen?

Dann kam Rolf, Stefans Bruder aus Berlin, um mich für eine Woche zu entlasten.

Er übernahm die täglichen Besuche in der Klinik, was mir eine dringend benötigte Pause verschaffte.

Doch entsetzt mussten wir beide feststellen, dass Stefans Zustand von Tag zu Tag schlimmer wurde.

Eines Tages schickte mir sein Bruder ein Foto vom aktuellen Medikamentenplan – und da traf mich der Schlag: Tavor. Früh, mittags, abends. Ich tobte! Dieser Mann konnte doch gar nicht mehr aufstehen!

Warum musste er denn noch sediert werden? Und das gleich dreimal täglich?

Er war faktisch 24 Stunden weggebeamt! Ich konnte nicht fassen, dass man ihn mit diesem Mittel ruhigstellte, anstatt an einer wirklichen Lösung zu arbeiten.

Wut, Enttäuschung und Hilflosigkeit mischten sich in mir. Niemand hielt es für notwendig, mich zu informieren.

Sofort rief ich im Krankenhaus an und verbat die weitere Gabe von Tavor. Dabei berief ich mich klar und deutlich auf meine Generalvollmacht.

Ich spürte, dass ich zwar rechtlich in der Position war, Entscheidungen zu treffen, aber ob diese tatsächlich umgesetzt wurden, stand auf einem anderen Blatt.

In diesem Moment ahnte ich, dass Patientenverfügungen und Vollmachten oft nicht den Wert haben, den man ihnen beimisst.

Leider sollte ich noch drastischer erfahren, wie wenig sie in der Praxis tatsächlich schützen oder durchsetzbar sind.

Da im Krankenhaus offensichtlich nichts weiter für seine Genesung getan werden konnte, kam mir eine glorreiche Idee: Warum versuchen wir es nicht doch mal mit einer Rehabilitation? Natürlich hatte ich das Schreiben des Medizinischen Dienstes im Hinterkopf – nicht REHA-fähig!

Das interessierte mich zu diesem Zeitpunkt aber herzlich wenig.

Ich wusste, dass eine Reha keine Wunder bewirken konnte, aber vielleicht würde es ihm helfen, wieder ein Stück Lebensqualität zurückzugewinnen.

Zumindest wäre es eine Möglichkeit, ihn aus dem Kreislauf von Medikamenten und Krankenhausroutine herauszuholen und ihm eine aktivere Betreuung zu ermöglichen.

Also nahm ich Kontakt mit der Dame vom Sozialdienst im Krankenhaus auf. Als ich ihr meinen Vorschlag unterbreitete, bekam ich nur eine patzige Antwort: „Das klappt sowieso nicht."

In mir kochte es. Wer bist du, dass du so eine Aussage treffen kannst? dachte ich nur. Wie konnte sie das wissen, ohne es auch nur zu versuchen? Ich ließ mich jedoch nicht abwimmeln. Ruhig, aber bestimmt bestand ich darauf, dass sie den Antrag für die Rehabilitation ausfüllt. Ich hatte nicht vor, meinen Vorschlag einfach so abtun zu lassen.

Wenn es auch nur die kleinste Chance gab, musste sie genutzt werden – ganz egal, was diese Dame meinte.

Dann kam Stefans Bruder abends aus dem Krankenhaus zurück und legte mir den Reha-Antrag vor. Mit einem fassungslosen Gesichtsausdruck erzählte er mir, was passiert war:

„Da kam eine Dame ins Patientenzimmer und fragte mich doch tatsächlich: Meinen Sie, er könnte unterschreiben?'"

Sie konnte froh sein, dass Stefans Bruder ihr ruhig und sachlich antwortete. „Sie sehen doch selbst," sagte er, „mein Bruder ist sediert, er weiß nicht einmal mehr, wie er heißt – und Sie wollen eine Unterschrift von ihm?"

Ich nahm den Antrag zur Hand und las ihn mir genau durch. Was ich sah, ließ mich nur noch mit dem Kopf schütteln: Die Hälfte war nicht ausgefüllt, einige Stellen waren durchgestrichen und alles war mit der Hand geschrieben.

Das war einfach inakzeptabel.

Ich nahm den „Wisch" und zerriss ihn kurzerhand.

Dann setzte ich mich selbst an meinen Laptop und begann, den Antrag ordentlich und vollständig auszufüllen.

Kurz darauf kam vom Medizinischen Dienst eine Rückfrage an den behandelnden Arzt.

Zu meiner Überraschung:

Die Reha wurde tatsächlich genehmigt. Ich konnte es kaum glauben. Nach all den Hürden, Zweifeln und Rückschlägen war das endlich eine gute Nachricht. Auch wenn ich wusste, dass der Weg damit noch lange nicht zu Ende war. Aber für einen Moment keimte Hoffnung auf: Vielleicht war das die Chance, die wir so dringend brauchten.

Ich hätte mir im Leben nicht träumen lassen, dass der schlimmste Albtraum noch vor ihm lag.

Wenn ich den Erzählungen seines Bettnachbarn mehr Beachtung geschenkt hätte, wäre es vielleicht möglich gewesen, einiges zu verhindern. Dieser schilderte mir seine eigenen Erfahrungen in genau der Rehaklinik, in die auch Stefan geschickt werden sollte.

Während unseres Gesprächs nickte ich verständnisvoll, hielt die Erzählungen jedoch für übertrieben. Was für eine kuriose Märchenstunde. Wie schlimm konnte es schon sein?

November 2021

Seit das Tavor abgesetzt wurde, hatte sich Stefans Zustand deutlich verbessert.

Unsere Kommunikation funktionierte wieder wesentlich besser und er war sogar wieder in der Lage, Anrufe auf seinem Handy entgegenzunehmen. Diese kleinen Fortschritte gaben mir etwas Hoffnung und das Gefühl, dass es doch noch vorwärtsgehen könnte.

In diesem Zustand ging es schließlich in die 25 Kilometer entfernte Rehaklinik.

Ich hoffte inständig, dass die Reha ihm helfen würde, weiter Stabilität zu gewinnen und vielleicht sogar wieder ein Stück Lebensqualität zurückzubekommen.

Doch in meinem Hinterkopf schwelte immer noch die leise Sorge wegen der Erzählungen seines Bettnachbarn – und ob sich die Entscheidung als richtig erweisen würde.

Da die verschärften Coronaregeln noch nicht griffen, durfte ich Stefan bis auf sein Zimmer begleiten.

Ich wurde stutzig: Sein Schrank war noch vollgestopft mit den Sachen seines Vorgängers. Auf Nachfrage reagierte niemand.

Dann wollte ich ihm den Fernseher anmachen, doch die Fernbedienung fehlte. Es dauerte eine Weile, bis ich einen Pfleger überzeugen konnte, mir eine zu organisieren. Kurz darauf musste ich ihn erneut belästigen – es waren keine Batterien drin.

Obwohl das alles nur Lappalien waren, begannen meine Alarmglocken leise zu schrillen.

Ein Zurück gab es jedoch nicht mehr und wie sich später herausstellte, war das nur der Anfang.

Ich versuchte noch, ein paar Dinge zu organisieren, um Stefans Aufenthalt angenehmer zu gestalten. So bat ich die Pflegeschwestern inständig, mir rechtzeitig Bescheid zu geben, wann Fußpflege und Friseur im Haus wären, damit ich das Geld vorbeibringen könnte.

Doch kurz darauf kam der Lockdown, und plötzlich durfte ich nicht mehr zu ihm.

Es fühlte sich an, als würde ich ihm all die Unterstützung entziehen, die er dringend brauchte. Und die Sorge, was dort ohne meine Präsenz passieren könnte, wuchs mit jedem Tag.

Die einzige Möglichkeit, mit Stefan zu kommunizieren, war jetzt nur noch über sein Handy oder den Festnetzanschluss in der Klinik.

Einmal hatte ich eine Pflegerin am Hörer, die mir beiläufig sagte: „Er sitzt im Rollstuhl im Flur, damit er unter Kontrolle ist." Ich wusste genau, was das bedeutete!

Am liebsten wäre ich durch das Telefon gehüpft, um ihn dort rauszuholen. Es war ein hilfloses Gefühl, denn ich wusste, dass ich von außen nichts tun konnte. Ich ahnte, wie sehr ihn diese Situation zusätzlich belastete.

Meine Gedanken: Was, wenn ich es wäre? Würde ich so behandelt werden wollen?

Mir war echt zum Heulen und ich konnte ihm nicht helfen. Das ganze Konzept, wie wir mit unseren erkrankten Liebsten umgehen, stimmt hinten und vorne nicht!

Ich möchte hier keine Schuldzuweisungen machen, aber ich möchte eine Frage in den Raum stellen:

Warum gibt es immer noch keine sicherheitsrelevanten Lösungen für Pflegebetten, die auch für Menschen mit Demenz oder schwerer Erkrankung geeignet sind?

Stefan wäre viel entwürdigendes Leid erspart geblieben.

Nach einer Woche bekam ich einen Anruf aus der Rehaklinik: „Können Sie bitte seine Wäsche abholen und frische mitbringen?" Ich hielt kurz inne und dachte mir:

Aha-und wie soll das funktionieren, wenn die Angehörigen 100 Kilometer entfernt wohnen? Es war ein Moment, der mir wieder einmal zeigte, wie wenig Rücksicht auf die tatsächliche Lebensrealität von Angehörigen genommen wird.

Nicht jeder wohnt um die Ecke und nicht jeder hat die Möglichkeit, mal eben eine solche Strecke hin und zurück zu fahren, um saubere Kleidung zu bringen.

Es fühlte sich an, als wäre man ständig im System gefangen – ohne dass jemand darüber nachdenkt, wie praktikabel solche Anforderungen überhaupt sind. Also machte ich mich auf den Weg zur Rehaklinik.

Vor der Klinik angekommen, nahm ich den Beutel mit seiner schmutzigen Wäsche entgegen und stellte den anderen mit frischen Sachen hin. Alles lief wortlos und schnell ab, wie ein unwürdiger Austausch.

Zu ihm durfte ich immer noch nicht.

Zu Hause angekommen, packte ich die Tüte aus – und mir fiel fast alles aus dem Gesicht.

Die Kleidung war nass, stank nach Fäkalien und Schimmel und gehörte zum größten Teil nicht einmal Stefan. *Ich war schockiert und fassungslos.*

Wie konnte so etwas passieren?

Es blieb mir nichts anderes übrig, als die gesamte Tüte direkt in die Mülltonne zu werfen. Da war nichts mehr zu retten! Ein Zeichen, dass irgendetwas grundlegend falsch lief. Das Procedere wiederholte sich – mit demselben Ergebnis.

Ohne Worte!

Meine Sorgen und Befürchtungen, was die Sauberkeit und Pflege der Patienten betraf, wurden immer größer.

Ich sollte leider Recht behalten.

Zu diesem Zeitpunkt konnte Stefan sein Handy nicht mehr benutzen, was mich weiter alarmierte.

Irgendwann hatte ich das Glück, Stefan persönlich am Festnetz Telefon zu erreichen.

Doch was er mir erzählte, ließ mich vor Wut kochen:

Er wurde jetzt in seinem Bett fixiert. Ich konnte es kaum glauben.

Jeder Arzt, jeder Pfleger weiß, dass es für eine Fixierung einen richterlichen Beschluss braucht. Doch ich hatte keinerlei Information darüber erhalten – weder im Vorfeld noch danach.

Meine Generalvollmacht, die eigentlich solche Entscheidungen absichern und mich einbeziehen sollte, interessierte in der Rehaklinik offenbar niemanden.

Es war, als hätte man mich komplett ignoriert und Stefan wurde in eine entwürdigende Situation gedrängt, ohne dass ich eingreifen konnte. Die Wut und Hilflosigkeit, die ich in diesem Moment spürte, waren unbeschreiblich.

Natürlich rief ich sofort in der Rehaklinik an.

Nach einigen Verständigungsschwierigkeiten – und einer Menge Nachdruck meinerseits – bekam ich endlich einen Besuchstermin. In der Hoffnung, dass mehr Besuche möglich wären, überließ ich den ersten Termin Stefans Schwester. Sie sollte ihn sehen, sich ein Bild machen und mir alles berichten.

Ich vertraute darauf, dass sie mir wichtige Einblicke geben könnte – auch wenn es mir schwerfiel, nicht selbst direkt bei ihm zu sein. Sie schaffte es immerhin, dass Stefan während ihres Besuchs nicht fixiert war.

Ich wusste genau, dass solche drastischen Maßnahmen wie Fixierungen nicht ohne Grund angeordnet werden. Es musste zuvor etwas Schwerwiegendes passiert sein.

Doch was mich am meisten ärgerte: Die Angehörigen werden einfach nicht informiert! Weder vor, noch nach solchen Maßnahmen wurde ich kontaktiert.

Erst später konnte ich an seinem Zustand erkennen, dass er vermutlich gestürzt war.

Einen zweiten Besuchstermin bekam ich nicht, egal wie sehr ich darauf drängte.

Auch ein Anruf wegen der Fußpflege oder eines Friseurtermins blieb aus – obwohl ich darum ausdrücklich gebeten hatte.

Alles, was ich wusste, war, dass Stefan regelmäßig Logo- und Ergotherapie bekam.

Und eine dieser Frauen rettete ihm dann zufällig das Leben.

Trotz aller widrigen Umstände versuchte ich täglich, mit Stefan zu telefonieren. Es war meine einzige Möglichkeit, ein kleines Stück Verbindung zu ihm zu halten. Doch mit jedem Gespräch erkannte ich, dass sich sein Allgemeinzustand immer weiter verschlechterte. Trotzdem hielt ich meine Sorgen noch in Schach. Es sind doch genügend Ärzte vor Ort, redete ich mir ein.

Ich wollte daran glauben, dass sie die Situation im Griff hatten und ihn gut versorgten.

Dann vergingen zwei Tage, ohne dass ich ein Lebenszeichen von Stefan erhielt. Kein Anruf, keine Möglichkeit, ihn zu erreichen – nur absolute Stille.

Ab diesem Moment stieg die Panik in mir langsam, aber stetig hoch.

Was ist los? Warum meldet sich niemand? Geht es ihm schlechter? Die Ungewissheit war kaum auszuhalten. Am dritten Tag hielt ich mich an keine Zeiten mehr.

Alle halbe Stunde wählte ich die Nummer der Rehaklinik, immer wieder. Irgendwann muss doch jemand mal drangehen, dachte ich verzweifelt! Am Nachmittag endlich – eine Pflegeschwester nahm den Hörer ab.

Meine Nerven waren zum Zerreißen gespannt, als sie sagte: „Ja, ihr Mann ist im Krankenhaus. Eine Therapeutin hat gemeldet, dass er nicht mehr reagierte."

Ich hielt den Atem an, während sie fortfuhr: „Er hat eine Harnwegsinfektion."

Eine Harnwegsinfektion. Etwas, das so banal klingt, aber in Stefans Zustand offenbar schwere Folgen hatte. Da ich die Brisanz nicht einschätzen konnte, blieb ich ruhig und fragte nur, in welcher Klinik er sei und legte auf.

Innerlich tobte ich schon wieder. Niemand hält es für notwendig, die Angehörigen zu informieren!

Nachdem ich meine Wut herausgebrüllt hatte, sammelte ich mich, um beim Krankenhaus anzurufen. Ich wollte endlich klare Antworten. Doch was dann kam, war der nächste Schock: „Ihr Mann ist hier nicht." Wie bitte?

Ich konnte nicht glauben, was ich da hörte. Dann fingen die Gedanken an, sich in meinem Kopf zu überschlagen.

Wo ist er dann? Was ist passiert? Lebt er überhaupt noch?

Mir blieb nur noch eins: Telefonterror in der

Rehaklinik. Ich rief immer wieder an, unaufhörlich, bis endlich jemand abhob. Als ich die Stimme am anderen Ende hörte, explodierte ich förmlich.

Ohne jede Zurückhaltung brüllte ich in den Hörer: „Wo ist er?!" Meine Nerven lagen blank. Ich war nicht mehr in der Lage, ruhig zu fragen oder auf Antworten zu warten.

Ich wollte nur eines: wissen, wo Stefan war und ob er überhaupt noch lebte.

Die Antwort der Rehaklinik: „Vielleicht ist der Krankenwagen noch unterwegs."

Ich dachte nur: Hä? Für eine Strecke von 10 Minuten? Wie kann das sein?

Stefan war verschollen.

Wo sollte ich jetzt noch anrufen? Wen konnte ich noch kontaktieren? Eine unbändige Wut drohte mich zu übermannen.

Doch dann, wie immer in solchen Momenten, setzte mein Selbstschutz ein: Schalte dein Gehirn ein und fang an zu denken. Ich atmete tief durch, zwang mich, die Panik zu unterdrücken und begann, die Situation zu analysieren. Was waren die nächsten sinnvollen Schritte?

Ich wusste, dass ich jetzt ruhig bleiben musste, um irgendeine Spur zu finden. Es war der einzige Weg, nicht völlig die Kontrolle zu verlieren – auch wenn es mich all meine Kraft kostete.

Drei Varianten erschienen mir plausibel, wohin Stefan gebracht worden sein könnte.

Doch die letzte Option – in der Leichenhalle anzurufen – wollte ich erst einmal nicht in Betracht ziehen. Allein der Gedanke daran ließ mir das Blut in den Adern gefrieren.

Also begann ich methodisch, die Suche anzugehen. Als Erstes rief ich noch einmal im Krankenhaus an. Dieses Mal schilderte ich der Dame an der Rezeption die gesamte Situation: dass Stefan aus der Rehaklinik in ein Krankenhaus gebracht werden sollte, aber nirgendwo auffindbar war.

Ach, da schau her – nach langer Suche fand sie ihn tatsächlich. Stefan war auf der Intensivstation.

Die Erleichterung war riesig, aber zugleich machte sich ein neues Gefühl breit: Wie schlimm musste es sein, dass er auf der Intensivstation lag?

Die Dame an der Rezeption war glücklicherweise sehr freundlich und stellte mich direkt durch.

Der behandelnde Arzt auf der Intensivstation war großartig. Er nahm sich die Zeit, mir alles im Detail zu erklären – vom Zustand in der Notaufnahme über die ergriffenen Maßnahmen bis hin zu Stefans aktuellem Zustand. Seine Geduld und Professionalität waren genau das, was ich in diesem Moment brauchte.

Der Schock kam erst über mich, nachdem ich aufgelegt hatte. Von wegen eine normale Harnwegsinfektion! Die Informationen zeigten mir, dass die Situation viel ernster war, als mir die Rehaklinik glauben machen wollte.

Mein Kopf war ein Wirrwarr aus Sorge, Wut und Erschöpfung. Wie konnte man mir die Wahrheit so lange vorenthalten? Ich fühlte mich erneut im Stich gelassen und fragte mich, wie viel Stefan noch ertragen musste – und wie viel ich noch durchstehen konnte.

Stefan hatte einen Schlaganfall, zusätzlich zur Harnwegsinfektion erlitten. Und als ob das nicht schon schlimm genug war, wirkte kein Antibiotikum mehr gegen seine Infektion. (*Vielleicht war es schon eine Sepsis?*)

In seiner Verzweiflung probierte der Arzt noch eine letzte Möglichkeit aus. Welche genau, weiß ich heute nicht mehr – meine Gedanken waren ein einziges Chaos. Aber das Wichtigste war: Es schlug an.

Nach der Intensivstation sollte Stefan auf die Stroke Unit verlegt werden. Doch bei allem, was passiert war, blieb ein Fakt unausweichlich: Wäre die Therapeutin nicht gekommen und hätte reagiert, wäre es zu spät gewesen.

Es war beängstigend, wie nah wir an einem Punkt gewesen waren, an dem es kein Zurück mehr gegeben hätte – und wie sehr dieser schmale Grat mein Vertrauen ins System erschütterte.

Nach drei Tagen wurde Stefan von der Stroke Unit zurück auf die Neurostation verlegt und ich durfte endlich wieder zu ihm. Ohne auch nur einen negativen Gedanken zuzulassen, machte ich mich auf den Weg, voller Vorfreude, ihn wiederzusehen.

Im Krankenhaus angekommen, fragte ich nach seinem Zimmer, bekam die Auskunft und stürmte hinein – erleichtert und glücklich, ihn endlich besuchen zu können. Doch als ich hineinschaute, sah ich zwei Patienten, die mir fremd waren. Das kann nicht richtig sein, dachte ich und drehte mich sofort um, um das Zimmer zu verlassen.

Draußen schaute ich mir die Namensschilder an der Tür genauer an und blieb irritiert stehen. Das ist doch Stefans Name, dachte ich. Wie kann das sein? Ich muss doch im richtigen Zimmer sein!

Dann fielen mir plötzlich die Berichte von Freunden ein, die mir erzählt hatten, dass sie ihre Angehörigen nach schweren Eingriffen oder Krankheiten zunächst auch nicht erkannt hatten. Also nahm ich all meinen Mut zusammen und ging wieder hinein.

Der erste Patient konnte es definitiv nicht sein – das war sofort klar. Aber wer, um Himmels willen, war dieser andere Mann? Er lag leblos da, eingefallen, blass und ich konnte nichts an ihm erkennen, was mich an Stefan erinnerte.

Doch dann fiel mein Blick auf eine quer über den Kopf verlaufende Narbe. Dieses Detail war mein einziges Indiz. Das muss er sein, dachte ich. Mein Herz zog sich zusammen, als ich realisierte, dass dieser Mensch, der so reglos und fremd wirkte, tatsächlich mein Stefan war. Es war ein Anblick, der mich zutiefst erschütterte.

Abgemagert, die Haut gezeichnet von den deutlichen Merkmalen einer Dehydrierung – dieser Anblick traf mich wie ein Schlag. Ich war so entsetzt!

Stefan regte sich nicht, er wachte nicht auf und ich konnte es nicht länger ertragen. Ohne ein Wort zu sagen verließ ich das Zimmer.

Langes Jammern gibt's bei mir nicht – das war noch nie meine Art. Also musste ein Plan her. Am nächsten Tag packte ich Essen und Trinken ein und stapfte entschlossen zurück in das Krankenzimmer.

Ich ließ mich nicht von seinem Zustand einschüchtern. Ohne groß zu zögern weckte ich ihn, setzte ihn halbwegs aufrecht hin und warf vorher noch einen kurzen Blick auf seinen Essensplan: nur Brei. Na gut, dachte ich und deklarierte kurzerhand ein paar der mitgebrachten Sachen als „Brei".

Dann begann ich, ihn langsam zu füttern. Stück für Stück, geduldig, mit der festen Überzeugung, dass er dieses kleine Stück Normalität brauchte, um wieder etwas Kraft zu schöpfen.

Es war nicht perfekt und es war mühsam, aber es war mein Weg, ihm zu helfen – und ihm das Gefühl zu geben, dass er nicht allein war.

An eine Unterhaltung war natürlich nicht zu denken. Stefan wusste weder, wer er war, noch wo er sich befand – überhaupt Nichts . Es schien, als hätte er jeglichen Bezug zur Realität verloren.

Um sein Gehirn zumindest ein wenig zu stimulieren, ließ ich seine Lieblingsmusik über mein Handy laufen. Es war ein kleiner Versuch, ihn irgendwie zu erreichen. Während die vertrauten Klänge den Raum füllten, hoffte ich inständig, dass sie einen Funken in ihm auslösen würden, irgendetwas, das ihn wieder zurück zu uns bringen könnte.

Es war ein zaghafter Schritt, aber ich klammerte mich an jede noch so kleine Möglichkeit, wieder Zugang zu ihm zu bekommen.

Wie schwer die Schädigung durch den Schlaganfall tatsächlich war, konnte mir niemand genau sagen.

Ein Lichtblick in dieser schwierigen Zeit war, dass ich mit einem täglichen Corona-Test wenigstens kontinuierlich bei ihm sein konnte. Diese Besuche waren für mich nicht nur eine Möglichkeit, ihn zu unterstützen, sondern auch ein Weg, die Kontrolle über seine Pflege und Fortschritte zu behalten.

Doch die Fortschritte waren minimal. Die einzige Verbesserung in dieser Zeit war, dass Stefan es irgendwann schaffte, seine Banane selbst zu halten.

Mir fiel in dieser Zeit etwas auf, das mich zunehmend beunruhigte: Auf Stefans Tisch stand immer die gleiche Flasche Wasser, unberührt und immer noch verschlossen. Es war klar, dass er nicht in der Lage war, sie selbst zu öffnen, geschweige denn zu trinken.

Das brachte mich dazu, das Gespräch mit der Ärztin zu suchen. Nachdem ich ihr die Situation geschildert hatte, veranlasste sie, dass Stefan regelmäßig an den Tropf angeschlossen wurde, um seinen Flüssigkeitsbedarf zu decken.

Trotz all meiner Bemühungen schien er jeden Tag weniger zu werden. Er bewegte sich keinen Millimeter selbstständig und jegliche Hoffnung auf eine sichtbare Besserung schwand. Stattdessen rückte ein anderer, schwieriger Gedanke immer näher: Der

Zeitpunkt, an dem ich eine Entscheidung treffen musste.

Viele Menschen hoffen insgeheim, dass sie selbst nie in eine solche Situation kommen. Entweder es macht einfach platsch und man fällt tot um – schnell, ohne Leiden. Oder noch besser: Man geht abends zu Bett und wacht einfach nicht wieder auf.

Doch die Realität sieht leider anders aus. Der Tod ist selten so gnädig. Ich schätze, dass in 90 % der Fälle die Angehörigen am Ende diejenigen sind, die entscheiden müssen. Sie tragen die Verantwortung, ob weiter behandelt wird, ob neue Maßnahmen ergriffen werden – oder ob der Punkt erreicht ist, an dem man loslassen muss.

Es ist eine Bürde, die man niemandem wünscht und dennoch liegt sie oft genau da: bei den Menschen, die am nächsten stehen, die lieben, die hoffen und gleichzeitig die schwerste Entscheidung ihres Lebens treffen müssen.

Jetzt stand ich also vor diesem Dilemma: Pflegeheim oder ihn zu Hause pflegen. Manchmal sind es die unerwarteten Wendungen, die einem die Richtung weisen – auch wenn die Last der Verantwortung dadurch nicht geringer wird.

Eines Tages blieb ich länger im Krankenhaus. Als das Abendbrot kam, beobachtete ich die Schwester bei ihrer Routine – sie nahm Stefans

Medikamentenration, ungefähr zehn Tabletten und tat sie alle in einen Mörserbecher. Dann zerkleinerte sie die Pillen zu feinem Pulver. Irgendwie verstand ich das nicht, da waren doch einige dabei, die im Ganzen gegeben werden mussten?

Als wäre das nicht genug, nahm sie anschließend eine kleine Schale mit einem grauen, undefinierbaren Brei, rührte das Pulver hinein, drehte zweimal mit dem Löffel um – und innerhalb einer Minute hatte Stefan die Mischung eingeflößt bekommen.

Ich konnte nur fassungslos zusehen. Mir drehte sich der Magen um. Ich konnte es einfach nicht mehr ertragen. Ohne ein weiteres Wort machte ich mich auf den Heimweg.

Am nächsten Tag suchte ich das Gespräch mit dem Arzt.

Die Ausführungen des Arztes bestätigten das, was ich in meinem Unterbewusstsein längst entschieden hatte. Er sagte etwas, das mich nachdenklich stimmte: „In meinem Kulturkreis holen wir unsere Angehörigen nach Hause."

Das war der Moment, in dem mein Entschluss feststand: Stefan kommt für seine letzten Tage nach Hause.

Ich hatte keine Ahnung, was auf mich zukommen würde. Keine Vorstellung davon, wie ich das alles bewältigen sollte. Aber eines wusste ich: Ich wollte, dass er in einer vertrauten Umgebung war, dass er in Würde gehen konnte – umgeben von den Menschen, die ihn liebten. Auch wenn ich keine Ahnung hatte, wie ich das schaffen würde, war ich entschlossen, es möglich zu machen.

14. Pflege zu Hause – eine Entscheidung mit Konsequenzen

Anfang März 2021

Wie gewohnt setzte ich mich hin und machte mir einen Plan. Es war die einzige Möglichkeit, in diesem Chaos einen klaren Kopf zu behalten. Der Ablauf war klar: Sanitätshaus – Hausarzt – zurück... Apotheke mit Abrechnungszulassung seiner KK finden. Dort hinfahren – Material abholen,(die Zuzahlung hat mich schockiert). Einen Tag später wurde schon das Pflegebett und der Rollstuhl geliefert.

Dann Pflegedienst und Palliativteam organisieren, zu Hause - Doppelbett entsorgen – Regal aufbauen und putzen. Ich hatte nur zwei Tage Zeit.

Der Krankenwagen kam und sie brachten Stefan. Zu dritt hievten wir ihn die Treppe hoch.

Dann wurde es still. Ich stand vor seinem Bett und hatte meinen Emotionen gut unter Kontrolle. Ich dachte nur - hier endet es nun.

Zum Nachdenken blieb keine Zeit. Als Erstes fiel mein Blick auf diesen Beutel am Bett – den Urinbeutel. Der Katheter war im Krankenhaus nicht entfernt worden und ich hatte keinen blassen Schimmer, wie ich damit umgehen sollte.

Zum Glück trudelte kurze Zeit später der Pflegedienst ein. Die Schwester erklärte mir, wie ich mit dem Beutel umgehen sollte, gab mir eine kurze Anleitung und zeigte mir die Handgriffe.

Gleich im Anschluss kam die Ärztin vom Palliativteam – zum ersten Mal seit langer Zeit fühlte ich mich nicht mehr so allein mit dieser Situation.

Ihre ruhige und einfühlsame Art nahm mir einen Teil der Last von den Schultern. Plötzlich war da jemand, der wusste, was zu tun war, jemand, der nicht nur Stefan, sondern auch mich in diesem Prozess auffing.

Wir besprachen alles Wichtige, klärten offene Fragen und mit jedem Wort kehrte ein Stück Ruhe in mein Gedankenchaos zurück. Zum ersten Mal seit Tagen – vielleicht sogar Wochen – hatte ich das Gefühl, dass wir das irgendwie bewältigen könnten.

Meine Entspannungsphase hielt nicht lange. Kaum hatte ich einen Moment zum Durchatmen, fing mein Kopf schon wieder an zu planen. Ich konnte es mir nicht leisten, stillzustehen – es gab noch so viel zu tun.

Als erstes nahm ich mir die Kiste mit den Medikamenten vor. Ich packte alle Beipackzettel aus, schnappte mir Zettel und Stift und begann, alles genau zu notieren: Wofür ist welches Medikament? Wann wird es verabreicht? Welche Wechselwirkungen gibt es?

Ich wollte nicht blind darauf vertrauen, dass alles schon richtig gemacht wurde – ich musste es selbst verstehen. Es war meine Art, Kontrolle über eine Situation zu gewinnen, die sich so oft völlig außer Kontrolle anfühlte.

Nach Stunden des Sortieren und Notieren stellte ich mit leichtem Entsetzen fest: Jeder Arzt hatte nach seiner Untersuchung noch eine Pille mehr draufgepackt, ohne zu hinterfragen, ob das Gesamtbild noch Sinn ergab. Dass ein Arzt das Fachwissen seines Vorgängers nicht infrage stellt, kann ich verstehen – aber der Zustand von Stefan wurde immer schlechter.

Es fühlte sich an wie ein unausgesprochenes Motto: Darf's noch ein bisschen mehr sein?

Bei 20 Tabletten am Tag sollte doch mal jemand hellhörig werden. Doch niemand schien es zu hinterfragen.

Dann dämmerte es mir: Das hatten wir doch schon einmal! Bei meiner 90-jährigen Schwiegermutter gab es damals das gleiche Problem. Ihr Zustand verschlechterte sich immer weiter, bis mein Schwiegersohn einschritt. Er ging die Medikamentenliste durch, strich alles Unnötige und reduzierte die Medikamente auf das Wesentliche – nur so viel wie nötig, nicht so viel wie möglich.

Damals hatte es funktioniert. Vielleicht war das jetzt auch der Schlüssel. Aber das hieß, dass ich mich selbst darum kümmern musste – denn von allein würde das niemand übernehmen.

Es wurde Zeit, nach oben zu gehen, um nach ihm zu schauen. Ach herrje, der Beutel war voll. Ich bin ehrlich - ich hab nur vor mich hin gewettert , *30 Jahre Maschinenbau, jetzt spritzen geben Windeln und Beutel wechseln, ich bin für sowas nicht geeignet.*

Nützte alles nichts - Augen zu und durch! Es gab keine Zeit für Zweifel oder Zögern. Ich musste einfach machen.

Da Stefan endlich ein wenig wacher war, nutzte ich die Gelegenheit, ihm etwas zu essen und zu trinken zu geben. Es war mühsam, aber er nahm es an – ein kleiner, aber wichtiger Fortschritt.

Danach ging es weiter: Thrombosespritze, Insulin, Medikamente. Ich funktionierte einfach – weil es keine andere Wahl gab.

Danach kamen meine pflegerischen Fähigkeiten zum Einsatz. Ich wollte ihm einfach nur frische Sachen anziehen – doch als ich die Bettdecke zurückschlug, stockte mir der Atem.

Ich sah seinen rechten Arm. Von der Hand bis zur Schulter war er in allen erdenklichen Farben verfärbt – Schwarz dominierte. Oh mein Gott, was ist das?

Als mein Blick weiter wanderte, entdeckte ich überall rote Punkte auf seinen Beinen. Ich hatte keine Ahnung, was das bedeutete. Und dann seine Füße – schlimmer, als ich es mir je hätte vorstellen können.

Das Windelwechseln wurde zu einem Moment, der mich endgültig aus der Fassung brachte.

Stefans Testikel waren vollständig wundgescheuert – eine einzige offene Wunde. Der Anblick traf mich mit voller Wucht. Wie konnte das passieren? Wie konnte ihn jemand so vernachlässigen?

Ich wollte meine Emotionen vor ihm nicht zeigen. Er hatte schon genug durchgemacht, lag da – ausgeliefert, abhängig von anderen.

Doch innerlich brodelte es in mir. Leise verfluchte ich all jene, die dafür verantwortlich waren. Diejenigen, die nicht hingesehen, die nicht rechtzeitig gehandelt hatten. Und ja, in diesem Moment wünschte ich ihnen, dass sie eines Tages dieselbe Behandlung erfahren würden.

Wie konnte es so weit kommen? Warum hatte niemand etwas gesagt? Ich fühlte mich hilflos – und gleichzeitig wütend. Wütend auf das System, auf die mangelnde Kommunikation, auf die Ignoranz gegenüber einem Menschen, der sich nicht mehr selbst wehren konnte.

Ich versorgte ihn mit allem, was mir zur Verfügung stand. Salben, Verbände, vorsichtige Berührungen – alles, um ihm zumindest ein wenig Erleichterung zu verschaffen.

Doch während der ganzen Prozedur ließ es sich nicht vermeiden, dass ich unter seine rechte Schulter greifen musste. In dem Moment, als ich es tat, schrie er plötzlich auf. Hoffentlich keine Fraktur...

Ich war schweißgebadet, als ich den Kraftakt endlich beendet hatte.

Anschließend griff ich zu meinem eigenen Equipment und begann, alle gesundheitsrelevanten Werte zu überprüfen.

Es ging los: Blutdruck, Sauerstoffgehalt, Herzfrequenz, ein EKG mit meiner Apple Watch und schließlich der Blutzuckerspiegel. Jeder einzelne Wert würde mir helfen, ein klareres Bild von Stefans Zustand zu bekommen.

Ich schimpfe immer, wenn ich beruflich alle zwei Jahre den großen erste-Hilfe Kurs wiederholen muss. In diesem Fall und später noch einmal, hat er mir aber wirklich geholfen.

Sein Ruhepuls lag bei 120 – als würde er einen Marathon laufen. Das konnte nicht gut sein.

Sofort handelte ich: Oberkörper hoch, Beine nach unten, um die Belastung für sein Herz zu verringern. Ich hoffte, dass es ihm dadurch wenigstens ein bisschen besser ging.

Sein Blutzuckerwert machte mich stutzig. Er war fast perfekt – und das war seltsam. In seiner Verfassung hätte ich eher mit Schwankungen gerechnet.

Von da an überprüfte ich alle zwei Stunden seine Werte. Immer wieder Blutdruck, Sauerstoff, Puls. Doch kaum Veränderungen. Sein Körper kämpfte.

So stand ich nun an seinem Bett, meine Emotionen fest im Griff und sprach zu ihm.

"Ich weiß, dass du auf dem Weg bist zu gehen und das ist auch okay für mich – aber nicht so zugedröhnt, mein Lieber." Ob meine Worte noch zu ihm durchdrangen?

Am nächsten Morgen begann ich die ganze Prozedur von vorn. Sein Ruhepuls hatte sich endlich gesenkt, ein kleines Zeichen der Entspannung. Ansonsten waren seine Werte stabil – so stabil, wie sie in seiner Situation eben sein konnten.

Doch durch die Hochlagerung war er mir zu weit nach unten gerutscht. Im Krankenhaus wäre das kein Problem gewesen – zwei Schwestern hätten einfach das Bettlaken gegriffen und ihn gemeinsam nach oben gezogen. Aber hier? Ich war allein.

Also wartete ich auf den Pflegedienst. Zum Glück kam sie pünktlich und die Schwester zeigte mir, wie es richtig geht.

"Stellen Sie sich auf die Leiste am Kopfende des Bettes, greifen Sie ihn vorsichtig unter den Achseln – und dann einfach nach oben ziehen."

Ich dachte an meine Bandscheibe – und an seine Schulter. Das kann doch nicht der Weisheit letzter Schluss sein, schoss es mir durch den Kopf. Doch im Moment hatte ich keine andere Möglichkeit.

An Waschen war gar nicht zu denken. Jede Berührung hätte ihm nur noch mehr Schmerzen bereitet.

Zum Glück hatte die Pflegerin eine gute Wundsalbe dabei. Wir trugen sie großzügig auf, schmierten, was die Tube hergab, in der Hoffnung, ihm wenigstens etwas Linderung zu verschaffen.

Viel mehr konnten wir in diesem Moment nicht für ihn tun.

Da Stefan kaum noch wirklich wach wurde, fielen Essen und Trinken auf ein absolutes Minimum zurück. Jeder Schluck, jeder Bissen war eine Herausforderung – für ihn und für mich.

Sein Gewicht hatte sich halbiert. Der kräftige Mann, der er einmal gewesen war, existierte nicht mehr. Sein Körper lebte nur noch von den letzten Reserven, zehrte an dem, was noch übrig war.

15. Wenn Medikamente nicht mehr helfen – Ein mutiger Entschluss mit Folgen

Ich wusste, dass es jetzt nicht mehr um Ernährung oder Kraft ging – sondern nur noch darum, ihn so angenehm wie möglich durch diese letzten Tage zu begleiten.

Was seine Medikamente betraf, hatte ich eine Entscheidung getroffen.

Es gab nichts mehr, was noch einen Unterschied machte, nichts, was ihn heilen konnte. Also setzte ich meinen Entschluss um – konsequent und ohne Zweifel.

Er hatte nichts mehr zu verlieren.

Um mir die Pflege in den nächsten Tagen wenigstens ein bisschen zu erleichtern, stand für mich fest: Der Katheter musste weg.

Mein erster Versuch war die Arzthelferin in unserer Hausarztpraxis. Doch kaum hatte ich das Anliegen geschildert, winkte sie sofort ab. „Nein, das machen wir nicht."

Also der nächste Anruf – diesmal beim Pflegedienst. Die Antwort war nicht besser: „Bei Männern? Nein, höchstens bei Frauen.

Schließlich blieb nur noch das Palliativteam. Zum Glück ließ mich die Ärztin nicht im Stich – sie kam und entfernte endlich diesen Schlauch.

Zu Stefans Zustand brauchte die Ärztin nichts zu sagen – ihr Gesichtsausdruck sprach Bände.

16. Zu Hause – aber um welchen Preis? – Der Start einer ungewissen Pflegezeit

Ich wusste, was das bedeutete. Ich hatte diesen Blick inzwischen oft genug gesehen, um die unausgesprochenen Worte zu verstehen.

Und dann kam der nächste Gedanke: In zwei Tagen war sein Geburtstag.

Ob er ihn noch erleben würde? Ich wusste es nicht. Ich wusste nur, dass es ein stiller Kampf war – einer, den nur er allein führen konnte. Alles, was ich tun konnte, war, an seiner Seite zu bleiben.

Der Schlauch war endlich weg, aber ein weiteres Problem blieb bestehen: das ständige Runterrutschen ans Fußende.

Jedes Mal, wenn ich ihn nach oben ziehen wollte und dabei unter seine rechte Achsel griff, schrie er vor Schmerzen. Es war unerträglich – für ihn und für mich.

Also tat ich, was ich mittlerweile in Perfektion beherrschte: Ich recherchierte.

Und siehe da – es gab tatsächlich eine Lösung! Gleitmatten mit Griffen ringsherum, speziell für solche Situationen entwickelt. Und das Beste daran? Sie waren sogar auf Rezept erhältlich.

Warum hatte mir das niemand gesagt? Wieso musste man sich alles selbst erkämpfen? Ich verstand es nicht – aber immerhin wusste ich jetzt, was zu tun war.

Doch um die Gleitmatte auf Rezept zu bekommen, hätte ich wieder das ganze bürokratische Procedere vor mir gehabt:

Sanitätshaus – Hausarzt – zurück zum Sanitätshaus – warten auf die Genehmigung der Krankenkasse.

Dafür hatte ich keine Zeit. Also ließ ich die Formalitäten hinter mir und bestellte die Matte sofort – auf eigene Kosten.

Bis heute verstehe ich nicht, warum man Angehörige von schwerstpflegebedürftigen Menschen so allein lässt.

Warum gibt es keinen Profi, der einem in den ersten Tagen zur Seite steht? Jemand, der die Situation sofort einschätzt, alles Nötige organisiert und besorgt – ohne endlose Bürokratie, ohne Anträge, ohne Warten.

Man wird in eine Rolle gedrängt, auf die man nicht vorbereitet ist, muss sich plötzlich mit medizinischen Fragen, Pflegehilfsmitteln, Rezepten und Krankenkassen auseinandersetzen – während man gleichzeitig einen geliebten Menschen pflegt und emotional am Limit ist.

Ein Tag nach meiner Entscheidung war vergangen – und zum ersten Mal seit Monaten war Stefan ansprechbar.

Er öffnete die Augen, schaute mich an und reagierte auf mich. Ein Moment, den ich so lange herbeigesehnt hatte.

Zwar wusste er nicht, wie er heißt oder wo er war, aber das war in diesem Augenblick zweitrangig.

Denn er hatte Hunger und Durst. Ein Funken Leben war zurück. Und ich war fest entschlossen, diesen Moment zu nutzen.

Meine Janine zögerte keine Sekunde. Sofort kreierte sie einen schönen Teller für ihn – liebevoll angerichtet, so, wie er es früher mochte.

Nach so langer Zeit, in der er kaum Nahrung zu sich genommen hatte, fühlte sich dieser einfache Akt wie ein kleines Stück Normalität an. Etwas, das ihm guttat. Etwas, das zeigte: Er war noch da.

Ich hätte nie geglaubt, dass er diese Menge schafft –

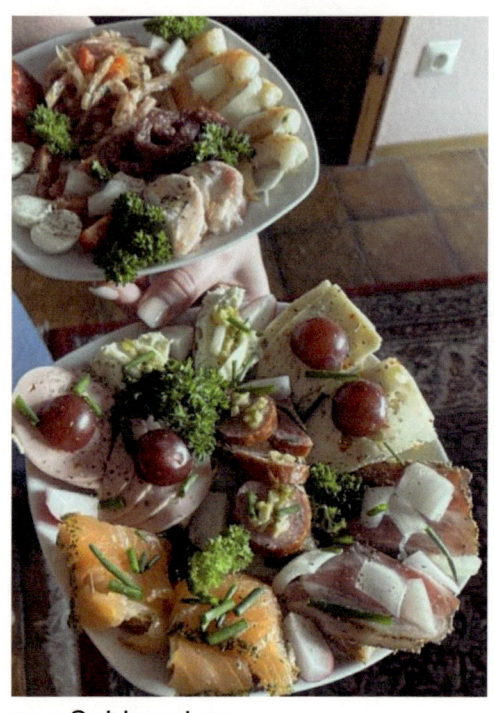

aber beide Teller waren zum Schluss leer.

Ich beobachtete ihn genau, überprüfte jede Stunde seine Werte – und zu meiner Überraschung näherten sie sich langsam wieder den Normalwerten an.

Dann war auch klar, seine Diabetes war gar keine echte Diabetes, sondern eine Folge des hoch

dosierten Kortisons gewesen. Niemand hatte es je
überprüft.

All die Monate, in denen er als Diabetiker behandelt
wurde – völlig unnötig. Früher war er keiner und heute
ist er es auch nicht. Ein weiteres Beispiel dafür, wie
oft einfach blind nach Schema F behandelt wird, ohne
wirklich hinzusehen.

Mein Gefühl sagte mir, dass Stefan seine „Reise" fürs
Erste abgebrochen hatte.

Er war noch hier. Er aß, er trank, seine Werte
stabilisierten sich. Doch die große Frage blieb: Wie
sollte es jetzt weitergehen – ohne Gedächtnis?

Er wusste nicht, wer er war, wo er war, oder was mit
ihm passiert war. Ein Leben ohne Vergangenheit, ohne
Bezugspunkte – wie sollte er damit klarkommen? Und
noch wichtiger: Wie sollte ich damit umgehen?

*Es war ein kleiner Sieg, dass er noch da war. Aber die
nächste Herausforderung stand bereits vor der Tür.
Wie viel von ihm war noch übrig? Und wie baut man
darauf eine Zukunft auf?*

*Der Reset-Knopf war gedrückt. Stefans System hatte
sich neu gestartet – BIOS hochgefahren, Programm
gestartet.*

*Doch jetzt wollte ich es genau wissen: Welche Daten
waren noch vorhanden?*

Es konnte doch nicht sein, dass die gesamte „Festplatte" gelöscht war. Irgendwo mussten noch Fragmente seiner Erinnerungen existieren, irgendwo musste noch etwas von dem Stefan sein, den ich kannte.

Also begann ich, ihn behutsam zu testen.

Ich begann ganz standardmäßig mit der Frage nach seinem Namen und Geburtstag – doch da holperte es mächtig.

Ein kurzer Moment der Unsicherheit machte sich in mir breit. Doch dann fragte ich nach seinen Geschwistern – und siehe da, die kannte er alle noch. Puh, es war noch etwas da.

Doch als ich wissen wollte, wo er wohnt und wo er sich gerade befindet, kam nichts.

Also fuhr ich sein Pflegebett so weit es ging bis unter die Decke, damit er nach draußen schauen konnte. Ich hoffte, dass die gewohnte Umgebung etwas in ihm auslösen würde. Doch er erkannte nichts. Keine Erinnerung. Kein Wiedererkennen.

Aber aufgeben war keine Option. Also trainierte ich weiter, wiederholte die Grundlagen mit ihm, immer und immer wieder – bis er die wichtigsten Dinge langsam wieder abrufen konnte. Es war mühsam, aber es funktionierte.

März 2021

Am nächsten Tag war Stefans Geburtstag. Ein Tag, von dem ich mir nicht sicher war, ob er ihn noch erleben würde.

Doch er war wach und aufnahmefähig.

Alle Familienmitglieder riefen ihn über FaceTime an. Ob er tatsächlich alles mitbekommen hat, bezweifle ich. Aber er schaffte es, sich bei jedem Einzelnen zu bedanken. Ein kleiner, aber bedeutender Fortschritt.

Und damit war klar: Wir machen weiter. Das Training ging in die nächste Runde – Schritt für Schritt zurück ins Leben.

Was ich nicht bedacht hatte: Stefans Realität war eine andere geworden.

Am dritten Tag begann er, von seiner Familie zu sprechen – davon, dass sie in seinem Zimmer waren, mit ihm redeten, ihn besuchten. Doch als ich nachfragte, waren es alles Verstorbene.

Er sah und hörte Menschen, die längst nicht mehr da waren. Für ihn waren sie real, so real wie ich neben ihm stand.

Ich wusste nicht, ob es ein Zeichen war, dass er sich langsam verabschiedete oder ob sein Gehirn einfach eine eigene Welt erschaffen hatte – eine, in der er sich sicher fühlte.

In meiner Hilflosigkeit versuchte ich, ihm behutsam zu erklären, dass niemand in seinem Zimmer war. Doch das war ein Fehler.

Stefan wurde plötzlich wütend – das erste Mal seit langer Zeit, dass er wieder eine starke Emotion zeigte. Leider zu meinem Ungunsten.

Er war überzeugt davon, dass seine verstorbenen Familienmitglieder real waren. Dass ich ihm widersprach, machte ihn nur noch aufgebrachter.

Meine Dany erklärte mir dann anhand eines Beispiels, dass ich so nicht reagieren konnte. Ich musste umdenken, mich seiner Realität anpassen, anstatt sie zu negieren. Also switchte ich um.

Am nächsten Tag, als er wieder von seiner „Besuchern" sprach, fragte ich ihn ruhig: „Wer ist denn alles da?"

Er begann, die Namen zu nennen. Also tat ich das Einzige, was in dieser absurden Situation sinnvoll erschien:

Ich begrüßte sie unbekannterweise, als wären sie wirklich anwesend. „Schön, dass ihr da seid. Nehmt doch Platz, bis wir fertig sind."

Es fühlte sich paradox an, fast surreal. Aber was sollte ich sonst tun? Es beruhigte ihn.

Und siehe da – nach kurzer Zeit war der Spuk vorbei.

Was auch vorbei war: Das Palliativteam verabschiedete sich.

Da es Stefan langsam wieder besser ging, war ihr Dienst vorerst nicht mehr nötig. Die Ärztin erklärte mir, dass ich mich bei einer Verschlechterung jederzeit melden könne – ein einziger Anruf würde reichen.

Trotzdem fühlte ich mich schon wieder hilflos.

Ja, er war stabiler. Ja, er war wach. Aber er lag immer noch da, unfähig, sich auch nur einen Millimeter selbstständig zu bewegen. Unsere Kommunikation? Sie bestand ausschließlich aus Wiederholungen.

Es fühlte sich an wie Stillstand und ich hatte keine Ahnung, wie es weitergehen sollte.

Am Wochenende kamen dann zum Glück Daniela und mein Schwiegersohn zu Besuch.

Das Thema Medikamente und meine Entscheidung, seine Medikation betreffend , vermied ich tunlichst.

Ich war einfach nur froh und erleichtert, dass Stefan beide erkannte und sogar versuchte, ein bisschen zur Konversation beizutragen.

Nach der Begrüßung ließ Dany nicht lange mit sich reden – sie bestand darauf, dass Stefan aus dem Bett geholt und zum Stehen gebracht wird.

„Er liegt schon viel zu lange," sagte sie entschlossen. „Seine Lunge muss sich richtig entfalten, damit er ordentlich abhusten kann. Sonst riskieren wir eine Lungenentzündung."

Gesagt – getan. Zu zweit – einer links, einer rechts – hakten wir ihn unter. „Auf drei!"

Mit vereinten Kräften hoben wir ihn hoch – und dann „stand" er. Es waren nur zwei Sekunden, wackelig, unsicher, aber er stand.

Gleich danach setzten wir ihn behutsam auf einen Stuhl mit Lehnen, um ihm Halt zu geben.

(Die Auswirkungen von dem Schlaganfall waren in diesem Moment für mich nicht erkennbar.)

*Für einen kurzen Moment gab es so etwas, wie"
Normalität".*

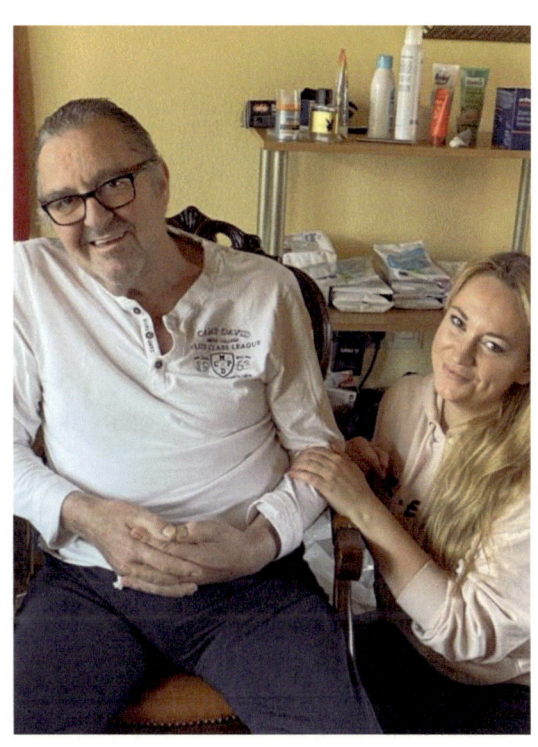

Mit so viel Unterstützung erschien plötzlich alles halb
so schlimm- doch, sie fuhren wieder.

Ich redete mir ein: „Das bekomme ich auch alleine
hin." Ich war fest entschlossen, es zu schaffen.

Auweia- was für eine Selbstüberschätzung.

Inzwischen war die Gleitmatte angekommen – und endlich musste ich ihn nicht mehr mühsam hochziehen.

Dieses Teil half mir auch , ihn ohne großen Kraftaufwand auf die Seite zu drehen – warum nicht gleich so?!

Kurz darauf kam auch die Genehmigung der Krankenkasse für den Rollstuhl. Das Sanitätshaus lieferte ihn direkt vorbei – natürlich Standardmodell.

Bis zu diesem Moment war mir nicht bewusst, dass Stefan gar nicht wirklich alleine sitzen konnte.

Trotzdem wollte ich ihn in den Rollstuhl setzen – ein nächster Schritt zurück in ein normales Leben.

Also begann ich:

1.   Oberkörper aufrichten im Bett.

2.   Beine vorsichtig nach unten schwingen.

Doch bevor ich überhaupt wieder nach seinen Händen greifen konnte, fiel er einfach um.

Ich verstand es nicht.

Nach dem dritten Versuch war mir klar: So klappt das nicht.

Also improvisierte ich. Holte alle Kissen, die ich finden konnte, stopfte sie um ihn herum, stützte ihn ab, bis er endlich so stabil saß, dass meine Hände um seinen Oberkörper greifen konnten.

Der Rollstuhl war nur ein paar Zentimeter entfernt. Ich hoffte, dass er es vielleicht für zwei Sekunden schaffen würde, zu stehen – nur lang genug, damit ich ihn hinüberheben konnte.

Ich kam mir vor wie ein Sumoringer – und ehrlich gesagt, so sah es wahrscheinlich auch aus.

Mit einem kräftigen Schwung bugsierte ich Stefan in den Rollstuhl. (*„Guter Wurf, dachte ich bei mir")* Stefan hingegen? Schimpfte wie ein Rohrspatz.

Während mir der Schweiß in Strömen über das Gesicht lief, fluchte er wie ein Droschkenkutscher.

Ich stand da, keuchend, völlig erledigt, während er seinem Ärger freien Lauf ließ.

Und in meinem Kopf nur ein einziger Gedanke:*„Auf gut Deutsch – auf was für eine Scheiße habe ich mich hier eigentlich eingelassen?!"*

Zumindest saß er jetzt erst mal im Rollstuhl – ein kleiner Erfolg, dachte ich. Endlich hatte ich Zeit, das Bett frisch zu beziehen.

Doch kaum war ich zur Hälfte fertig, sah ich ,wie er langsam, aber kontinuierlich nach rechts wegsackte.

Was war das denn nun wieder?!

Mal wieder war ich begriffsstutzig – ich konnte es einfach nicht einordnen. Warum konnte er sich nicht halten? Warum kippte er einfach weg?

Dann dämmerte es mir langsam.

Ich beeilte mich, um Stefan so schnell wie möglich wieder zurück ins Bett zu bekommen, währenddessen mir endlich klar wurde : Das sind die Auswirkungen des Schlaganfalls.

Sein Körper war nicht mehr in der Lage, das Gleichgewicht zu kontrollieren – eine Hälfte funktionierte nicht mehr so, wie sie sollte.

Und dann kam die eigentliche Erkenntnis: Das wird ein verdammt langer Weg, ein Weg ohne Erfolgsgarantie.

Am nächsten Tag machte ich mich wieder auf den Weg ins Sanitätshaus. Ich erklärte seinen Zustand genau und wies darauf hin, dass er einen bestimmten Rollstuhl brauchte.

Der Besitzer hörte mir zu, nickte und sagte dann ganz sachlich: „Ja, dann sind wir in der Kategorie ab 5000 €." Mir fiel die Kinnlade runter.

Und zeitgleich kam mir der nächste ernüchternde Gedanke: „Das zahlt die Krankenkasse niemals." Trotzdem wollte ich es versuchen.

Also setzte ich mich an den Laptop und verfasste ein detailliertes Begründungsschreiben an die Krankenkasse.

Ich erklärte genau, warum ein Standardrollstuhl nicht ausreichte, welche Einschränkungen Stefan hatte und warum er auf ein spezielles Modell angewiesen war.

Und dann? Zu meiner Überraschung wurde der Antrag ohne Probleme genehmigt!

Zwar bekam er keinen Rollstuhl mit Sitzschale, aber immerhin einen Liegerollstuhl mit Kopfhalterung an den Seiten – ein großer Fortschritt. Manchmal muss man einfach nur hartnäckig bleiben.

Damit eröffnete sich endlich eine neue Möglichkeit: Ich konnte Stefan jetzt auf den Balkon oder die Terrasse stellen.

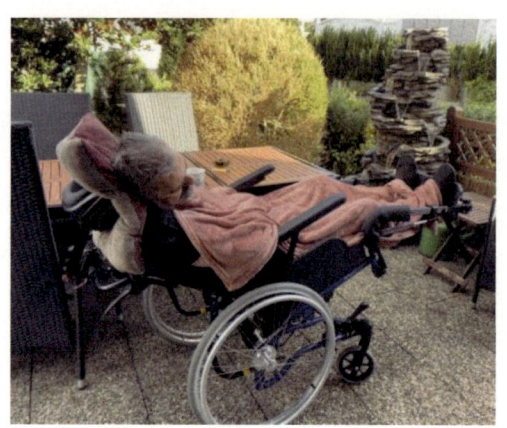

Nach so langer Zeit in seinem Zimmer konnte er endlich wieder frische Luft spüren, den Himmel sehen, die Geräusche von draußen hören.

Vor allem aber konnte er erste soziale Blickkontakte wieder aufnehmen – Menschen beobachten, bekannte Gesichter wahrnehmen.

Es war kein großer Schritt, aber es war ein Schritt in Richtung Leben.

Meine Nachtschichten begannen wieder und zur Unterstützung kam morgens ein Pflegedienst.

Für Pflegebedürftige, deren Angehörige nicht mehr arbeiten, ist das wahrscheinlich eine großartige Hilfe – eine Entlastung, die den Alltag erträglicher macht.

Anfangs funktionierte auch alles reibungslos.

Nach meiner Schicht konnte ich mich beruhigt schlafen legen, weil ich wusste: In einer Stunde kommt jemand, versorgt Stefan, kümmert sich um ihn – und alles ist gut.

Der Pflegedienst konnte unsere Vereinbarung bald nicht mehr einhalten. Was anfangs reibungslos lief, wurde schnell zum neuen Problem.

Plötzlich kamen ständig neue Mitarbeiterinnen, was für mich bedeutete: Jedes Mal eine halbe Stunde neue Einweisung. Statt Entlastung wurde es zusätzlicher Stress.

Die Verständigung mit manchen war mehr recht als schlecht und über die Ausbildung einiger wollte ich lieber gar nicht nachdenken.

 Den Qualitätsunterschied konnte ich eines Tages selbst feststellen.

Wieder kam eine neue Pflegekraft – doch diesmal war es eine ehemalige Krankenschwester aus den USA. Ihre erste Frage überraschte mich völlig: „Wo ist sein Essensplan?"

What?! Nie davon gehört. Ein Essensplan für ihn?

Ich musste wohl ziemlich verdutzt geschaut haben , denn sie erklärte ruhig: „Ja, aber er darf mit seiner Erkrankung nicht alles essen."

Ich war sprachlos. Von welchem Planeten kam diese Frau?!

All die Wochen zuvor hatte niemand jemals erwähnt, dass er bestimmte Lebensmittel meiden sollte.

Und jetzt stand sie da, als wäre das völlig selbstverständlich.

Während wir gemeinsam die Treppe hochgingen, stellte sie mir noch eine unerwartete Frage:

„Spricht er Englisch?" Ich bejahte es, fügte aber hinzu: „In seinem alten Leben ja.

Dann betrat sie Stefans Zimmer, ging langsam auf ihn zu und sprach ihn ruhig und deutlich auf Englisch an.

Und was soll ich sagen? Er antwortete ihr – ebenfalls auf Englisch.

Ich stand da und verstand die Welt nicht mehr. Dieser Mann, der kaum in der Lage war, seinen eigenen Namen zu wiederholen, antwortete auf Englisch.

Es war mir unerklärlich. Unglaublich.

Wie gewohnt wollte ich sie einweisen, ihr erklären, wo was steht und wie ich es bisher gemacht hatte. Doch nach wenigen Minuten wurde mir klar: Ich stand ihr nur im Weg.

Sie fand sich sofort zurecht – jeder Handgriff saß, als hätte sie Stefan schon immer gepflegt.

Wenn ich das Geld gehabt hätte, ich hätte sie sofort privat engagiert.

Doch leider war sie nur eine Vertretung – und nach drei Einsätzen kam sie nicht mehr.

Eines Tages, nach meiner Nachtschicht, wachte ich nach nur drei Stunden Schlaf auf. Ich wollte eigentlich nur mal nach ihm sehen, ein kurzer Kontrollblick, bevor ich mich wieder hinlegte.

Doch als ich sein Zimmer betrat, lag er noch genauso da wie vor drei Stunden, als ich ins Bett gegangen war. Nichts war verändert. Keine Spur davon, dass ihn jemand gewaschen oder bewegt hatte.

Es war niemand gekommen.

Im Halbschlaf, noch völlig erschöpft von der Nachtschicht, begann ich mechanisch, ihn zu waschen, anzuziehen und fürs Frühstück vorzubereiten. Dann hörte ich plötzlich, wie die Haustür aufging.

Ich hielt inne. Sie hatten ja einen Schlüssel von mir. Langsam kamen Schritte die Treppe hoch – der Pflegedienst. Jetzt erst?! (mit 3 Stunden Verspätung)

Kurz nach dem Vorfall klingelte mein Telefon – der Pflegedienst.

„Wir haben das Geld von der Pflegekasse für den letzten Monat nicht erhalten. Könnten Sie das bitte klären?" Ich rief bei der Pflegekasse an.

Die Dame dort war freundlich, aber bestimmt: Alle Zahlungen wurden ordnungsgemäß geleistet. Sie konnte mir genau nachweisen, wann und wohin das Geld überwiesen wurde.

Also rief ich den Pflegedienst zurück, gab ihnen die Infos durch – und zog meine Konsequenzen.

Ich beende die Zusammenarbeit, „Punkt."

Noch ein Grund, warum ich mich gegen einen neuen Pflegedienst entschied: Von seinem Pflegegeld blieb nichts übrig.

Der Pflegedienst konnte monatlich bis zu 2.200 € abrechnen – und damit war das gesamte Budget aufgebraucht. Für uns blieb nichts mehr. Bei seiner kleinen Rente waren wir aber genau darauf angewiesen.

Ab da war klar: Ich musste alles neu organisieren. Wieder einmal mit einer Portion Selbstüberschätzung: Die Pflege bekomme ich alleine hin. Was ich aber nicht konnte: Ihn therapieren.

Ich hatte weder die Fachkenntnisse noch die Möglichkeiten, um ihn gezielt zu fördern.

Ich brauchte Hilfe!

Also auf zum Hausarzt – ich ließ mir Rezepte für Physiotherapie, Ergotherapie und Logopädie ausstellen.

Dann begann das, was mittlerweile zu meinem Alltag gehörte: stundenlang telefonieren.

Physiotherapie? Keine Chance. Keine einzige Praxis machte Hausbesuche. Egal, wo ich anrief – überall die gleiche Antwort: „Tut uns leid, das bieten wir nicht an."

Mein Frust wuchs. Wie sollte Stefan jemals wieder auf die Beine kommen, wenn ihn niemand behandeln konnte?

Doch dann hatte ich mehr Glück als Verstand: Bei Ergotherapie und Logopädie sagten tatsächlich zwei Praxen zu.

Was ich in meiner Erleichterung völlig übersehen hatte:

Weil ich so froh war, überhaupt Therapeuten gefunden zu haben, bot ich ihnen völlige Flexibilität bei den Terminen an.

Das bedeutete aber für mich: An diesen Tagen maximal drei Stunden Schlaf nach der Nachtschicht.

Ich hatte einfach nicht daran gedacht, wie sehr das meine eigene Belastung erhöhen würde. Doch jetzt war es zu spät – ich musste das irgendwie durchziehen.

Hauptsache, Stefan bekam die Therapie, die er brauchte. Mein eigenes Wohlbefinden? Das rückte wieder einmal in den Hintergrund.

Dann begann ich weiter zu recherchieren, diesmal gezielt nach Hilfsmitteln für die Pflege.

Denn die körperliche Belastung für mich wurde immer spürbarer. Mein Rücken schmerzte, meine Kräfte schwanden – und mir wurde klar: Ich brauchte Unterstützung, sonst würde ich das auf Dauer nicht durchhalten.

Doch je tiefer ich in das Thema eintauchte, desto schockierter war ich. Ob Pflegehilfsmittel oder therapeutische Spiele – die Preise waren einfach unverschämt hoch.

Ich suchte gezielt nach einem Gerät, das mir das Umsetzen in den Rollstuhl erleichtern würde – einfach in der Handhabung, effizient und sicher. Und ich fand es: den Etac - Turner Pro.

Mit diesem Wissen machte ich mich auf zum Sanitätshaus und stellte den Antrag bei der Krankenkasse. Natürlich wurde er abgelehnt.

Stattdessen bot man mir einen Patientenlifter an – ein Standardhilfsmittel. Unglaublich!

Da entscheiden wildfremde Menschen am Schreibtisch über Patienten, die sie nie gesehen haben, ohne jegliche Kenntnis der häuslichen Situation.

Aber ich ließ das nicht auf mir sitzen. Widerspruch eingelegt.

Ich erklärte ausführlich, dass Stefan seine Restmobilität noch einsetzen möchte, dass der Etac Turner Pro ihn fördert, anstatt ihn völlig bewegungsunfähig zu machen. Und siehe da – die Genehmigung kam.

Die ersten paar Male funktionierte der Etac Turner Pro super – ich war begeistert. Doch in meiner Euphorie hatte ich etwas Entscheidendes übersehen:

Stefan hatte schwere neurologische Störungen. Was ich ihm sagte, hörte er zwar – aber er konnte die Worte nicht richtig verarbeiten, geschweige denn umsetzen. Es kam, wie es kommen musste.

Er hielt sich am Griff fest, während ich ihn unterstützte, sich auf die Drehscheibe zu stellen. Dann wollte ich ihn vorsichtig zum Rollstuhl drehen – und genau in diesem Moment ließ er beide Hände los.

Und schon lag er auf dem Boden. Ich hätte heulen können – nicht schon wieder!

Natürlich gibt es Hilfsmittel für solche Fälle. Unbezahlbar!

Im Nachhinein kann ich jedem nur empfehlen:

Alles mit Fotos dokumentieren!

Jedes einzelne Missgeschick festhalten!

Denn je mehr Beweise, desto höher die Chance, dass die Krankenkasse das passende Hilfsmittel genehmigt.

Diese Erkenntnis half mir in diesem Moment aber wenig.

Denn da lag er nun – und ich bekam ihn wieder nicht hoch.

Ich war allein, erschöpft, wütend auf mich selbst und verzweifelt. Wie oft noch?

Also tat ich das Einzige, was mir in dem Moment blieb: Ich ging ans Fenster und schaute hinaus.

Der Nachbar links war zu Hause. Ohne lange zu überlegen, rief ich ihn an und bat um Hilfe.

Eine Minute später stand er vor der Tür. Ohne große Worte, griff er mit an – und schon lag Stefan wieder im Bett.

Erleichterung. Dankbarkeit. Aber auch das bittere Gefühl: Das kann so nicht weitergehen. Ich konnte nicht jedes Mal hoffen, dass zufällig jemand da war, um mir zu helfen.

Ich brauchte dringend eine sichere Lösung.

Wieder einmal verbrachte ich Stunden mit Recherche, bis ich endlich eine mögliche Lösung fand:

Eine elektrische Aufstehhilfe – der Roleo, ein Gerät von einer Firma mit Sitz in der Nähe von Stuttgart. Das könnte funktionieren!

Also stellte ich bei der Krankenkasse einen Antrag auf Umtausch meines bisherigen Hilfsmittels.

Kurz darauf kam die Antwort – und natürlich war es nicht einfach:

Es müsse erst einmal bewiesen werden, dass das Gerät für ihn geeignet ist.

Also überlegte ich, wie ich diesen Nachweis erbringen konnte – und wer mir dabei helfen würde.

Ich nahm Kontakt auf mit der Firma und unserem Sanitätshaus – und tatsächlich: Wir bekamen einen Termin! Ein paar Tage später standen sie bei uns zu Hause.

Die Mitarbeiter der Firma erklärten mir genau, wie das Gerät funktioniert – Stefan war das Versuchskaninchen.

Er wurde vorsichtig gesichert, vom Bett aus in die

Senkrechte elektrisch hochgezogen und stand in der Aufstehhilfe , das Gerät tat seinen Job – und es funktionierte!

Das Sanitätshaus machte Beweisfotos, um zu dokumentieren, dass das Hilfsmittel tatsächlich geeignet und notwendig war.

Jetzt hatte ich alle Beweise, die ich brauchte. Und wieder einmal kam die Antwort der Krankenkasse: Abgelehnt.

Ich seufzte, aber Widerspruch war längst Routine. Also schrieb ich ihn – kurz, sachlich, mit den bereits gesammelten Beweisfotos und dem Hinweis: Ich brauche kein neues Gerät, ein gebrauchtes aus dem Depot reicht völlig aus. Und siehe da: Plötzlich war das Gerät da. Zwar nicht neu – aber funktionstüchtig. Ab da war das Umsetzen in den Rollstuhl endlich kein Problem mehr.

Mit der neuen Aufstehhilfe konnte ich ihn nicht nur hochziehen, sondern ihn auch in die Senkrechte

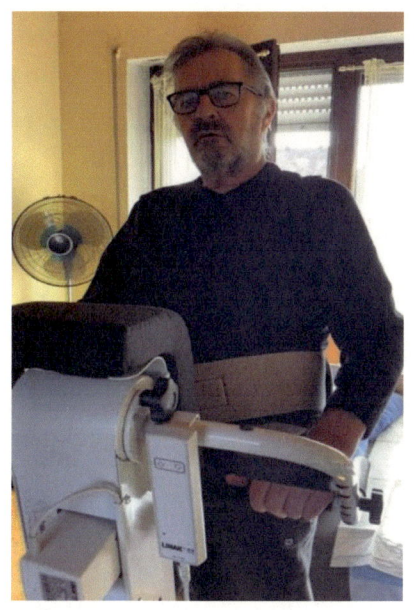

bringen – ein riesiger Fortschritt!

Da das Gerät auch Rollen hatte, nutzte ich die Gelegenheit:

Ich rollte ihn nach links ans Fenster und begann ein kleines Gedächtnistraining.

Zusammen übten wir:

Wie heißen unsere Nachbarn?

Wo wohnen sie?

Wie heißt die Straße?

Was gibt es in der Umgebung?

Jeder Name, jede Erinnerung, die er abrufen konnte, war ein kleiner Erfolg. Sein Kopf arbeitete. Es war nicht viel – aber es war ein Anfang.

Er war von den täglichen Wiederholungen genervt – aber ich blieb unerbittlich.

Trotzdem funktionierte das Training nicht so, wie ich es mir erhofft hatte. Die Auswirkungen des Schlaganfalls waren einfach nicht zu übersehen. Nach zwei Minuten war es immer das gleiche Bild: Stefan hing im 30°-Winkel nach rechts.

Er war einfach nicht in der Lage, sich selbstständig in der Senkrechten zu halten. Da er durch den Gurt gut gesichert war, konnte nichts passieren – aber es war trotzdem mühsam, kräfteraubend und frustrierend.

Ich stand da, schob und drückte ihn wieder gerade, hielt ihn krampfhaft in Position – und überlegte ununterbrochen: „Da muss es doch noch was anderes geben!"

Wieder war ich auf der Suche. Aber diesmal wusste ich ganz genau, was ich brauchte.

Als Erstes: Ein Stehrollstuhl! Ich war es leid, bei der Krankenkasse ständig betteln zu müssen, also ließ ich es einfach bleiben. Ab zu eBay – gefunden, gekauft, fertig.

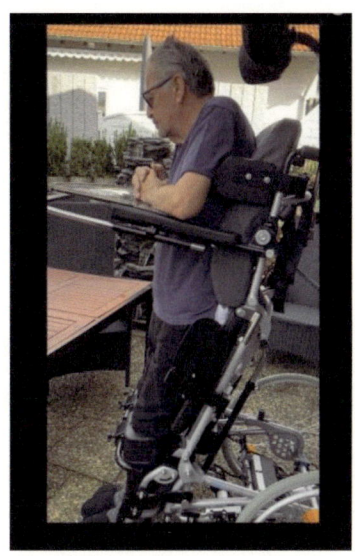

Für den Muskelaufbau suchte ich nach einem Gerät, das auch am Rollstuhl funktioniert.

Ein elektrischer Arm-/Beintrainer (Motomed) war perfekt. Wieder bei eBay entdeckt, keine Sekunde gezögert – sofort gekauft.

Und um ihn endlich wieder die Treppe hinunter zu bekommen , brauchten wir einen elektrischen Treppensteiger. Ebenfalls bei eBay gesehen, sofort gekauft.

Ohne Anträge, ohne Widersprüche, ohne Wartezeiten. Manchmal ist der direkte Weg einfach der bessere.

Somit startete mein Programm.

Mein Plan: Klar und einfach – Training, Bewegung, keine Ausreden.

Hätte Stefan einen eigenen Plan gehabt, Sport wäre da sicher nicht draufgestanden.

Aber es gab keine Diskussion.

Das Motomed direkt vor seinen Rollstuhl gestellt.

Seine Füße sicher fixiert.

Gerät eingeschaltet.

Den Fernseher an – mit einer Reisedoku.

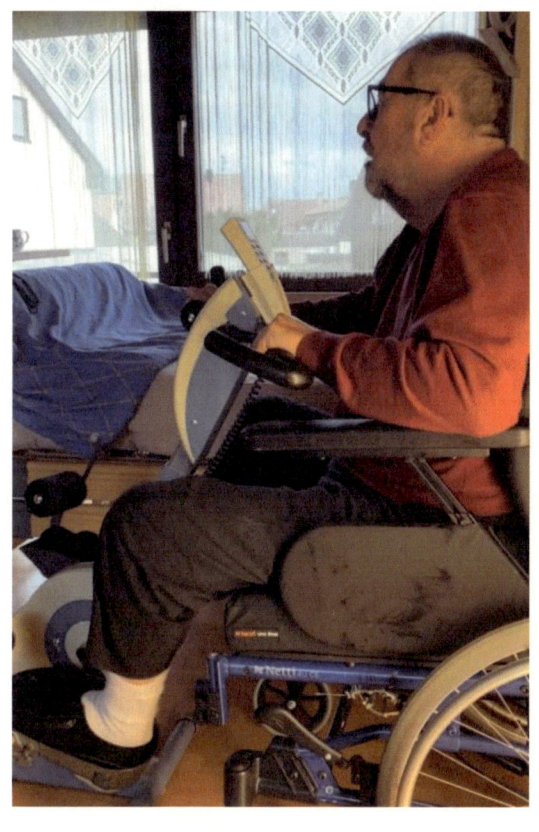

Und so saß er da, strampelte fleißig – und radelte „durch sein geliebtes Schottland".

Mission gestartet.

Es klappte super.

Doch zur Abwechslung wollte ich auch seine Arme trainieren. Also stellte ich das Motomed um, – doch da war das nächste Problem:

Er verstand nicht, was ich meinte, wenn ich sagte: "Halte die Hände fest an den Griffen.!"

Seine Hände waren da, der Griff war da – aber die Verbindung dazwischen fehlte. Ich atmete tief durch.

Schnell setzte ich mich ans Handy und begann wieder zu recherchieren. Und aha!

Für Patienten wie Stefan gibt es tatsächlich eine Lösung:

Spezielle Handschuhe mit Klettverschluss, die dafür sorgen, dass die Hände sicher am Griff bleiben.

Preis? 60,00 € pro Stück. Egal. Gekauft. Gleich zwei.

Und ab da konnten wir jeden Tag üben.

Keine Diskussionen mehr über „festhalten".

Keine missverständlichen Erklärungen.

Einfach dran, fest, los geht's. Es war nicht perfekt – aber es funktionierte. Und das war alles, was zählte.

Zusätzlich kamen ja auch noch seine zwei Therapeutinnen ins Spiel.

Seine Ergotherapeutin, Nathalie, übernahm sogar einen Teil der Physiotherapie mit ihm, was eine enorme Erleichterung für mich war. Sie wusste genau, wie sie ihn fordern konnte, ohne ihn zu überfordern.

Und Corinna, seine Logopädin. Sie musste sehr viel Geduld aufbringen. Manchmal dauerte es ewig, bis Stefan überhaupt eine Antwort von sich gab – aber sie blieb dran, immer wieder, mit derselben Ruhe und Hartnäckigkeit.

Alles entwickelte sich scheinbar positiv.

Nach circa einem Vierteljahr intensiven Üben waren tatsächlich einige kleine Fortschritte zu sehen.

Die Kommunikation klappte besser, er reagierte schneller auf Fragen und auch motorisch gab es leichte Verbesserungen.

Aber dann passierte etwas, mit dem ich nicht gerechnet hatte:

Sein Verhalten mir gegenüber änderte sich.

Anfangs waren es nur böswillige Kommentare und Beleidigungen, die ich noch ignorieren konnte. Ich redete mir immer wieder ein: „Es sind die Folgen seiner schweren neurologischen Erkrankung. Er weiß nicht, was er tut."

Doch dann wurde es körperlich. Er wurde übergriffig. Und da war für mich: Schluss mit lustig!

Krank hin oder her – so ein Verhalten konnte und wollte ich nicht einfach durchgehen lassen. Ich stellte mich direkt vor ihn, schaute ihm in die Augen und sagte mit fester Stimme: „Du hast nicht nur Rechte, sondern auch Pflichten – auch wenn du krank bist!"

Er musste verstehen, dass es Grenzen gibt – für mich, aber auch für ihn selbst.

Respekt war keine Option, sondern Pflicht.

Zu meiner Erleichterung klappte es jetzt wesentlich besser mit dem Sitzen, ohne dass er ständig zur Seite kippte.

Das war ein echter Meilenstein, denn so konnte ich ihn öfter auf den Treppensteiger umsetzen und ihn nach unten ins Wohnzimmer transportieren.

Dort setzte ich ihn in seinen Stehrollstuhl um – ein echter Gamechanger. Er stand wieder! Er konnte aus dem großen Panoramafenster schauen. Und er winkte sogar, wenn er bekannte Gesichter sah.

Dieser einfache Moment, dieses Winken, war für mich ein riesiger Erfolg.

Er war nicht mehr nur Patient – er war wieder ein Teil der Welt da draußen.

Oft schob ich ihn auch mit seinem normalen Rollstuhl von seinem Zimmer aus auf den angrenzenden Balkon.

Es tat ihm gut, an der frischen Luft zu sein, den Himmel zu sehen, den Wind zu spüren....

Ich war gerade dabei, etwas im Haus zu erledigen, schaue auf meine Kamera und sehe, wie er sich plötzlich am Geländer hochzog. Er hatte den Gurt selbst geöffnet! Für einen Moment blieb mir das Herz stehen.

Ich rannte hoch , so schnell ich konnte. Panik. Angst. Dieser Schock saß tief.

Es hätte so schnell etwas Schlimmes passieren können. So winzig die Schritte seiner Genesung auch waren, sie konnten genauso gefährlich werden.

Es war klar: Ich konnte ihn keine fünf Minuten mehr alleine lassen.

Diese Patienten können vielleicht vieles nicht mehr – aber wie ein Sicherheitsgurt aufgeht, das bekommen sie hin. Ich hätte so gewarnt sein müssen.

Seine positiven Fortschritte stimmten mich sehr zuversichtlich.

Wir waren auf dem richtigen Weg. *(auch wenn er mir manchmal fast den letzten Nerv raubte.)*

Denn eines ist klar – Eine 24-stündige Betreuung kann niemand leisten!

Es gab Tage und da bin ich ganz ehrlich: an denen war einfach alles zu viel.

Wenn Stefan einen sehr schlechten Tag hatte, aber ich in die Nachtschicht musste, gab ich ihm vor dem Schlafen ein Tavor. So schlief er tief und fest und ich wusste: Für seine Sicherheit war gesorgt.

Zusätzlich hatte ich mein Handy immer griffbereit. Über die Kamera im Zimmer konnte ich jederzeit nach ihm sehen. War es perfekt?

Nein. Aber es war das Beste, was ich tun konnte. Und manchmal muss das einfach reichen.

17. Wieder bei Null – und doch nicht aufgeben

Juli 2022

Es hatte sich eine gewisse Routine eingespielt. Ein Alltag, der zwar anstrengend war, aber funktionierte. Bis zu diesem einen Tag.

Stefan saß im Rollstuhl an seinem Tisch, alles wirkte normal. Ich wollte nur schnell nach unten, um sein

Mittagessen zu holen. Da hörte ich ein lautes Scheppern aus seinem Zimmer.

Ich rannte die Treppe hoch, so schnell ich konnte.

In dem Moment hörte ich Janine , die nur wenige Sekunden vor mir ins Zimmer gestürmt war, laut schreien.

Ich wusste, irgendetwas Schlimmes war passiert. Ich stürzte hinterher, bereit für alles – aber nicht für das, was ich dann sah.

Stefan lag am Boden – in einer großen Blutlache und einem sehr schweren epileptischen Anfall!

Dann...greift der Automatismus. Alles Gelernte, jede Schulung, jede Notsituation – einfach abrufbar. Kein Nachdenken, kein Zögern. Nur handeln.

Zuerst habe ich Janine aus dem Zimmer geschickt – mit der klaren Anweisung: „Ruf die 112 an!"

Dann bin ich sofort zu Stefan, habe ihn mit beiden Händen gepackt und ihn beherzt auf die Seite gezogen.

Mit gezielten Massagegriffen gelang es mir, innerhalb von einer Minute seinen Krampfanfall zu lösen.

Sein Körper entspannte sich.

Danach sofort die Atemwege gesäubert, damit er wieder frei atmen konnte. Dann geschaut, wo die

Verletzung herkam. Eine circa 6 cm lange, klaffende Wunde an seiner Stirn. Aber zum Glück blutete sie nicht mehr.

Ich legte eine sterile Abdeckung darauf, dass musste reichen.

Nachdem ich sichergestellt hatte, dass er sicher war, beendete ich die stabile Seitenlage ordnungsgemäß, deckte ihn zu und begann, das Blut wegzuwischen.

Routine im Ausnahmezustand. Man funktioniert einfach.

Als die Sanitäter kamen, lag Stefan bereits ruhig da. Ich gab ihnen eine schnelle, präzise Übergabe: Was passiert war. Seine Vorerkrankungen.

Sie hörten aufmerksam zu, prüften seine Vitalwerte und entschieden dann: „Er muss ins Krankenhaus, die Wunde muss genäht werden."

Also packten wir es gemeinsam an: Zu dritt hoben wir ihn behutsam in ein Tragetuch und trugen ihn zum Krankenwagen.

Dann wurde es plötzlich still.

Der Krankenwagen war weg und ich stand da – allein mit meinen Gedanken.

Endlich Zeit, alles Revue passieren zu lassen. Doch anstatt Erleichterung kam nur eins: Wut. Enttäuschung. Frustration.

Der Auslöser des Ganzen war so simpel: Stefan hatte wieder den Sicherheitsgurt selbstständig geöffnet. (*den epileptischen Anfall hätte es nicht verhindert – aber die Folgen)*

Doch je mehr ich darüber nachdachte - Niemand – wirklich niemand – hat mich jemals darauf hingewiesen, dass ein Patient mit einer so schweren neurologischen Erkrankung eine spezielle Sicherung im Rollstuhl braucht.

Kein Hinweis, keine Empfehlung. Nichts.

Ich zwang mich, meine Emotionen runterzufahren, tief durchzuatmen und meinen Fokus wiederzufinden. Panik bringt nichts. Wut hilft nicht.

Was ich brauchte, war eine Lösung.

Also tat ich, was ich immer tat: Ich recherchierte.

Und diesmal fand ich schnell, wonach ich suchte: Einen speziellen Sicherheitsgurt für den Oberkörper, der sich nur rückseitig schließen und öffnen lässt – außer Reichweite für Stefan.

Ohne Zögern, ohne groß zu überlegen – ich bestellte ihn sofort.

In dieser Nacht schlief ich seit Langem mal wieder tief und fest. Mein Körper forderte seinen Tribut.

Ich musste dringend Kraft tanken, denn tief in mir wusste ich: Das war noch lange nicht das Ende der Geschichte.

Und tatsächlich – die nächste Story ließ nicht lange auf sich warten. Sie kam schon am nächsten Tag.

Vormittags fuhr der Krankenwagen vor. Ich stand auf der Außentreppe und sah, wie zwei zierliche, junge Mädels ausstiegen – keine 1,60 groß. Pures Entsetzen in mir, aber ein leichtes grinsen konnte ich mir nicht verkneifen.

Sie hatten es noch nicht gecheckt. Noch nicht realisiert.

Routiniert öffneten Sie die Seitentür vom Krankenwagen, bereit, den Patienten zu „übergeben". Aber ich stand einfach da. Keine Bewegung. Kein Schritt auf sie zu.

So langsam dämmerte es ihnen: „Dieser Patient hüpft nicht von allein von der Trage."

Hilfesuchend sahen sie mich an. (*ich erklärte Ihnen, dass der Patient noch eine ganze Etage höher muss.*)

Jetzt begriffen sie und es herrschte erst mal Ratlosigkeit.

Nach fünf Minuten hatten sie dann endlich die zündende Idee: "Wir rufen über Funk Hilfe." Kurz darauf kam der nächste Krankenwagen angefahren.

Und siehe da – zwei kräftige, gestandene Sanitäter stiegen aus. Jetzt bewegte ich mich auch.

Den Mädels signalisierte ich nur: "Lasst mal, wir machen das schon." Gemeinsam mit den beiden Männern bekamen wir Stefan problemlos wieder in sein Bett.

Nach dieser absurden Aktion stand ich wieder vor ihm.

Stefan trug noch das dünne OP-Hemdchen und ich sah sofort, dass er fror. Also schnell handeln: Ein bisschen waschen, ihn warm anziehen. Routine.

Doch währenddessen wurde mir schlagartig klar: Er reagierte überhaupt nicht.

Keine Mimik. Kein Blinzeln. Kein Zeichen von „da sein". Es war, als hätte jemand den Schalter umgelegt. Genau wie ein Vierteljahr vorher.

Rien ne va plus – nichts ging mehr. (*Was nun? Noch einmal alles wieder von vorne? Habe ich überhaupt noch die Kraft, die Nerven und die Energie? Und wieviel Lebensqualität kann Stefan wirklich noch erreichen?*)

Ich wusste, ich brauchte für alle Fälle einen Plan B.

Also ran ans Telefon und angefangen, die umliegenden Pflegeheime anzurufen..

Wer hat noch Kapazitäten frei?

Die Antworten waren ernüchternd – und eigentlich unfassbar:

Für Schwerstbehinderte kein Platz!

Ich telefonierte mich weiter durch, bis ich beim letzten Anruf endlich eine Antwort bekam, die mich gleichzeitig erleichterte: „Wenn er nicht weglaufen kann, dann würden wir ihn nehmen." Gut , das war erst mal geklärt.

Nach Stunden wurde er endlich wach. Ich plapperte sofort drauf los – in der Hoffnung, irgendeine Reaktion zu bekommen.

Doch er sah mich nur mit einem leeren, ausdruckslosen Blick an. Ich atmete tief durch und stellte die einfachste Frage, die mir einfiel: „Weißt du, wie du heißt?"

Er schaute mich an, zögerte einen Moment, dann kam nur ein stummes Kopfschütteln.

In diesem Moment wurde mir schmerzlich bewusst: Alles neu Erlernte war wieder verschwunden. Einfach gelöscht.

Wieder bei null. Wieder von vorn. Jetzt brauchte ich dringend einen Plan A.

Stefan musste wieder zu Kräften kommen, egal wie.

Also handelte ich:

Zuerst kaufte ich Fresubin Trinknahrung, hochkalorisch, um seinen Körper mit der nötigen Energie zu versorgen. Dazu noch Orthomol für sein Immunsystem – alles, was ihn irgendwie stabilisieren konnte.

Doch das reichte nicht.

Seine Medikation musste neu eingestellt werden. Ich sortierte, überlegte, las Beipackzettel, verglich Dosierungen.

Zusätzlich schaltete ich den Fernseher ein und ließ eine Naturdoku Tag und Nacht laufen – einfach ein konstanter Fluss von Bildern und Geräuschen.

Ich hoffte, dass all das irgendwann Wirkung zeigen würde. Irgendein Reiz, der ihn erreicht. Irgendein Impuls, der das Licht in ihm wieder einschaltet.

In den nächsten zwei Wochen erholte er sich nur sehr langsam. Jeden Tag kontrollierte ich mehrmals seine Vitalwerte – Blutdruck, Puls, Blutzucker – alles im grünen Bereich.

Aber körperliche Stabilität war nur die halbe Miete. Ich wollte sein Gehirn wieder aktivieren. Also kaufte ich mir große Bildkarten und begann, jeden Tag mit ihm zu trainieren.

Immer wieder die gleichen Übungen: Gegenstände benennen, Farben erkennen, einfache Fragen.

Ich wiederholte alles in einer Endlosschleife, in der Hoffnung, dass irgendwann eine Reaktion kommt.

Und dann – endlich! Da war sie.

Aber nicht auf die Karten. Nicht auf meine endlosen Wiederholungen.

Er schaute plötzlich zum Fernseher, runzelte die Stirn und sagte: „Diese Folge kenne ich schon." Ich war so happy.

Die Dauerbeschallung mit der Naturdoku hatte tatsächlich Wirkung gezeigt. Ich konnte es kaum fassen – aber da war er: Ein kleiner Funke von Stefan.

Darauf wollte ich aufbauen. Alles war mühsam, zäh und langwierig. Aber das war egal. Ich hatte einen Ansatzpunkt – und das reichte mir.

Nach und nach schaffte ich es, ihn wieder in seinen Rollstuhl zu bekommen. Diesmal natürlich mit dem neuen Sicherheitsgurt – das Risiko, dass er sich selbst befreit, ging ich kein zweites Mal ein.

Er hasste ihn. *(Ständig versuchte er, den Sicherheitsgurt aufzukriegen – zum Glück ohne Erfolg.)*

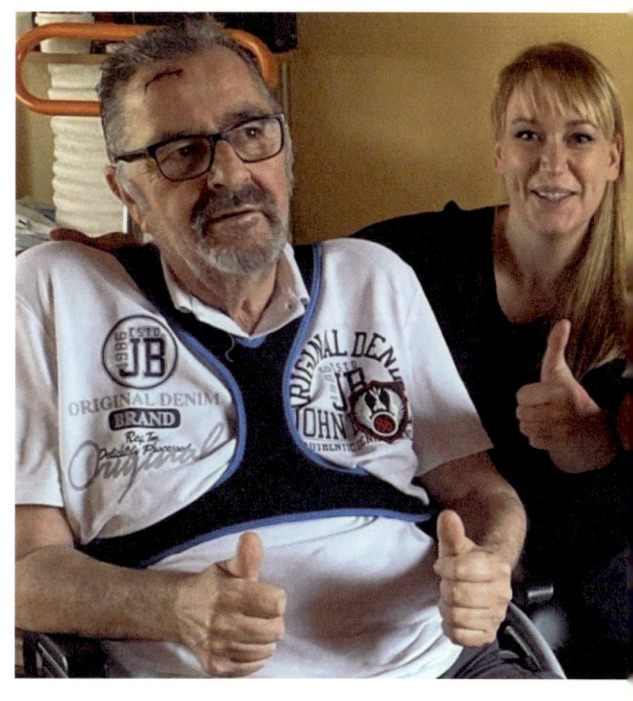

Meine Dany zu Besuch

Mit seinen zunehmenden Fortschritten kam aber leider auch eine andere Seite von Stefan zurück: Er wurde immer aggressiver und ungehaltener.

Sein Frust, seine Wut über die eigene Hilflosigkeit – all das entlud sich in täglichen Diskussionen, die sich wie ein endloser Kreislauf anfühlten.

Er: „Ich will den Gurt abmachen!"

Ich: „Du musst ihn anlassen."

Er: „Ich will auf die Toilette!"

Ich: „Es geht nicht, Stefan."

Er: „Ich will aufstehen!"

Ich: „Du kannst nicht aufstehen."

Er: „Ich will eine rauchen!"

Ich: „Du darfst nicht."

Jeden Tag. Immer und immer wieder. Es war, als würde ich gegen eine Wand reden.

Aber ich wusste: Ich muss standhaft bleiben. Nicht, weil ich es wollte – sondern weil ich musste. Für ihn.

Auch das Gitter am Bett brachte ihn regelrecht zu unkontrollierten Wutausbrüchen. Fakt war: Ich war für ihn der Feind Nummer eins.

Die Nerven lagen auf beiden Seiten blank. Jeden Tag ein neues Gefecht. Jedes „Nein" von mir war für ihn wie ein persönlicher Angriff.

Er schimpfte, schrie, tobte – und ich versuchte, ruhig zu bleiben, auch wenn ich innerlich längst am Limit war.

Doch dann passierte immer das Gleiche:

Sobald eine seiner Therapeutinnen oder jemand aus der Familie zu Besuch kam, war er plötzlich lammfromm. Freundlich, charmant – fast wie der alte Stefan.

Und ich stand da. Mit all meiner Erschöpfung, meinem Frust und meiner Wut. Unsichtbar. Ich wusste irgendwann nicht mehr, wie ich noch mit ihm umgehen sollte.

Es fühlte sich an, als würde ich jeden Tag gegen Windmühlen kämpfen.

Ohne Anleitung. Ohne Pause. Ohne Ausweg.

Bei neurologischen Patienten sollte man sich im Vorfeld wirklich fragen, ob man ein breites Kreuz und Nerven aus Drahtseilen hat.

Obwohl meine Belastungsgrenze oft erreicht war, gab es doch immer wieder Situationen, in denen ich einfach nur herzhaft lachen musste.

Wie jeden Tag war ich dabei, ihn fertig zu machen, (also waschen und anziehen) und wie immer rebellierte er.

Doch dann sah ich, wie sein Blick zur offenen Balkontür schweifte. Und was macht der Kerl:

Schreit er doch um Hilfe. Ich stand da, schaute ihn an und musste einfach laut lachen. So ein ausgebuffter Typ!

Ansonsten war jeder Tag gleich anstrengend mit ihm.

Ein nie endendes Karussell aus Pflege, Diskussionen und Erschöpfung.

Täglich jonglierte ich mit meinem Gewissen: Pflegeheim oder weiter trainieren? Was ist das Richtige? Für ihn? Für mich?

Schließlich rief ich seine Tochter an. Vielleicht konnte sie ihm ein bisschen die Augen öffnen, ihm klar machen, in welcher Situation er wirklich steckte.

Als sie kam, strahlte er. Seine Freude war ehrlich und für einen Moment war alles andere vergessen. Aber erst bei ihrem nächsten Besuch bekam er den nötigen Druck von ihr und die klare Ansage, dass sie ihn auf keinen Fall pflegen kann.

Das saß. Die Worte trafen ihn härter als jede Diskussion mit mir. Man sah es ihm an – er war getroffen. Aber genau das brauchte er.

18. Der steinige Weg zurück ins Leben – Training, Wut und kleine Siege

Und tatsächlich: Es hielt ein bisschen an. Ein kleiner Funken Einsicht blitzte auf. Zumindest für eine Weile. Da er körperlich stabiler wurde, machten wir mit unserem täglichen Training weiter. Der Stehrollstuhl, das Motomed – alles lief in gewohnten Bahnen. Aber

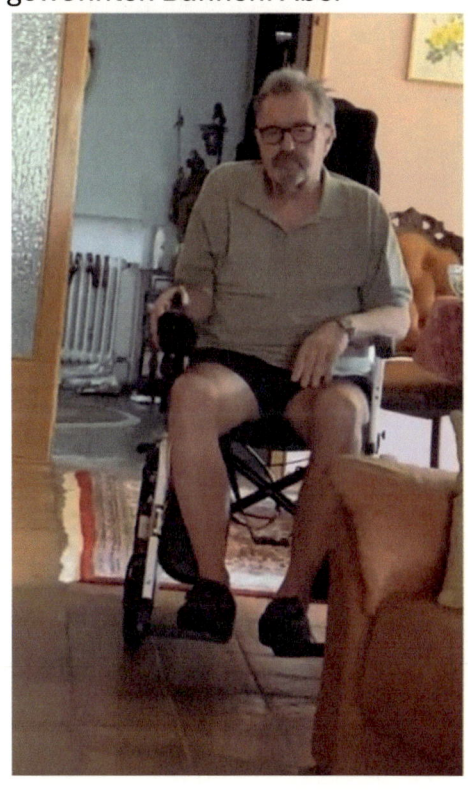

ich wollte mehr. Etwas, das ihm ein bisschen Freiheit zurückgab. Also kaufte ich einen Elektrorollstuhl. Schnapsidee!

Denn was soll ich sagen? Im Haus war er wie ein Rammbock auf Rädern. Er rammte Türpfosten, schrammte an der Couch entlang, streifte den Schrank und die Terrassentür bekam auch ihr Fett weg. Und draußen?

Da fuhr er, als hätte er gerade den Führerschein verloren. Schlangenlinien deluxe – und als er fast im Graben landete, war es mit meiner Geduld endgültig vorbei.

Das Teil landete in der Ecke. Vielleicht später. Vielleicht, irgendwann. Aber ganz sicher nicht heute. Aber durch diese Erfahrung hatte er doch tatsächlich den Hauch von Selbstständigkeit gespürt.

Und jetzt wollte er mehr – unbedingt, auf Biegen und Brechen, begleitet von viel Gebrüll und noch mehr Diskussionen.

Es kam, wie es kommen musste. Ständig nervte er mich mit demselben Thema: Er wollte endlich allein auf die Toilette gehen. (an „gehen" war natürlich nicht zu denken)

Natürlich unmöglich. Aber nach endlosem Genörgel, gab ich entnervt nach.

Ich setzte ihn in den Rollstuhl, schob ihn in die Toilette – die ohnehin schon kaum Platz für einen gesunden Menschen hatte.

Mit viel Mühe bugsierte ich ihn gerade so aufs Klo. Alles war eng, unbequem, aber er war dort. Er bestand darauf: "Lass mich allein!" Also ging ich.

Mit einem unguten Gefühl, das ich besser nicht ignoriert hätte. Keine Minute später hörte ich es knallen.

Ich wollte reinstürmen, die Tür aufreißen – aber nichts ging. Sie war blockiert. Im Bruchteil einer Sekunde erfasste ich die Situation: Er lag am Boden, eingeklemmt zwischen dem Rollstuhl und der Toilette, genau vor der Tür!

Mit leichtem Druck quetschte ich mich irgendwie hinein, sah ihn da liegen – und ging sofort wieder raus. *(ich konnte mich zwischen schreien, toben oder heulen nicht entscheiden.)*

Kurz vorm Hyperventilieren setzte mein Verstand wieder ein. Dieser Überlebensmodus, der immer dann kam, wenn das Chaos zu groß wurde. Schnell analysierte ich: Was war passiert? Und viel wichtiger: Wie jetzt weiter vorgehen?

Ich quetschte mich wieder zu ihm rein. Er lag da – völlig weggetreten.

Ich atmete tief durch, versuchte, mich zu sammeln.

Eine Viertelstunde brauchte ich bestimmt, bis ich unter und neben ihm das Gröbste weggewischt hatte. Chaos, voller Spuren dieses missglückten Versuchs, ein Stück Selbstständigkeit zurückzugewinnen. Dann noch ihn selbst kurz waschen. So gut es eben ging.

Aber wie sollte ich ihn jetzt die 10 Meter zurück in sein Zimmer bringen?

Die gelernten physikalischen Formeln aus der Schulzeit - mit 63 saßen noch. Hebelgesetz, alles klar. Aber Theorie ist das eine – Praxis das andere.

Also Plan B:

Ich schnappte mir eine große Decke, rollte ihn irgendwie darauf, griff die Enden – und auf ging's! So schleifte ich ihn hinter mir her bis in sein Zimmer. Meter für Meter.

Keuchend, schwitzend, es war kein schöner Anblick, aber es funktionierte. Und das war alles, was zählte.

Dann, wie immer den Nachbarn angerufen und schwups, lag er wieder in seinem Bett.

 Nach dieser Aktion schwor ich mir: Ich werde nie wieder nachgeben. Egal, wie sehr er bettelte, diskutierte oder tobte – diese Erfahrung hatte gereicht.

Die nächsten Tage brauchte er zur Erholung. Sein Körper hatte mitgenommen, was er konnte und meine Nerven gleich mit.

Aber zum Glück – wir mussten nicht wieder bei null anfangen. Seine Fortschritte waren nicht völlig verloren.Ein kleiner Trost.

Trotz unseres täglichen Trainings musste ich feststellen: Nach drei Jahren konnte er seine Beine immer noch nicht – nicht einmal für ein paar Sekunden – selbstständig bewegen.

Das bedeutete nur eins: Ich brauchte dringend ein neues Hilfsmittel.

Und natürlich – ich wurde fündig. Bei eBay, sofort gekauft. Kein Zögern, keine lange Überlegung.

(Allerdings war mir eines im Voraus schon klar: Er wird mich dafür hassen.) Aber das war mir egal. Denn Stillstand war keine Option.

Frei nach dem Motto: "Der Geist kann sich nur durch Bewegung entwickeln", hatte ich für ihn einen Gehtrainer von Ato Form besorgt.

Das Gerät gibt es in verschiedenen Größen – und ich war sofort begeistert.

✓ Super standfest

✓ Durch einen Brustring gesichert

✓ Sogar mit Sattel

Perfekt! Zumindest in der Theorie.

Die ersten Trainingseinheiten starteten direkt vom Bett aus. Ich hatte es mir für ihn nicht so schwierig vorgestellt – aber schnell wurde klar: Das hier würde kein Spaziergang.

Er tippelte auf den Zehenspitzen, kippte ständig nach rechts und nach nur zwei Metern schnaufte er wie eine Dampflok auf voller Fahrt.

(Innerlich musste ich grinsen. Er war so außer Atem, dass er nicht mal genug Luft hatte, um seine gewohnte Tirade an Schimpfwörtern loszuwerden).

Ein kleiner, stiller Sieg für mich. Aber auch ein harter erster Schritt für ihn.

Wochenlang übten wir in seinem Zimmer und dem 10 Meter langen Flur. Ich half ihm immer wieder, seine Füße vollständig aufzusetzen - doch es brachte nichts.

Sein Körper wollte nicht mitmachen. Und irgendwann ...wurde er bockig.

Mit einer Mischung aus Trotz und Erschöpfung ließ er sich einfach auf den Sattel des Gehtrainers plumpsen.

Ich seufzte, schaute ihn an – und setzte mich demonstrativ aufs Sofa.

Jetzt war es ein Duell. Wer hatte den längeren Atem? (*Ich schmunzelte in mich rein-wer gewinnt-der Schwarzwälder, oder die Preußin ?)* Er wollte nicht mehr weiter – aber um aus dem Gerät rauszukommen, gab es nur eine einzige Möglichkeit: Er musste wohl oder übel selbst die paar Meter bis zu seinem Bett gehen.

Ich sagte nichts. Ich schaute nur. Und wartete. *(Ich weigerte mich, ihn zu schieben.)*

Nach drei Jahren pampern war ich der Meinung: Jetzt muss auch er seinen Beitrag leisten. Also kam Stefan wieder auf den Treppensteiger mit runter ins Wohnzimmer und sofort auf den Gehtrainer.

Seine Begeisterung? Gleich null. Er saß da mit diesem mürrischen Blick, der mir signalisierte: „Das hier ist eine richtig beschissene Idee."

Im Wohnzimmer hatte er viel mehr Platz zum Üben. Ich hoffte, das würde ihn motivieren. Falsch gedacht. Das größere Areal animierte ihn kein bisschen. Er stand da, schnaufte einmal tief – und ließ sich mit demonstrativer Genervtheit wieder auf seinen Sattel plumpsen.

Spiel, Satz und Sieg für seine Sturheit.

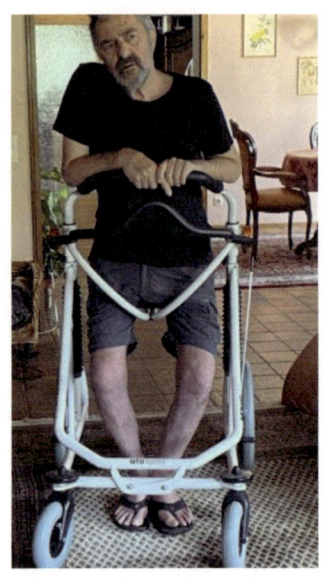

Dann wollte er einen Kaffee. Ich schaute ihn an und sagte trocken:

"Du weißt, wo die Küche ist."

Dann wollte er eine rauchen.Ich zuckte mit den Schultern: "Draußen auf der Terrasse liegen welche."

Und bevor er auch nur ein Wort erwidern konnte, drehte ich mich um und ging.

Zur zusätzlichen Therapie stellte ich ihm noch eine Schüssel Kartoffeln zum Schälen hin.

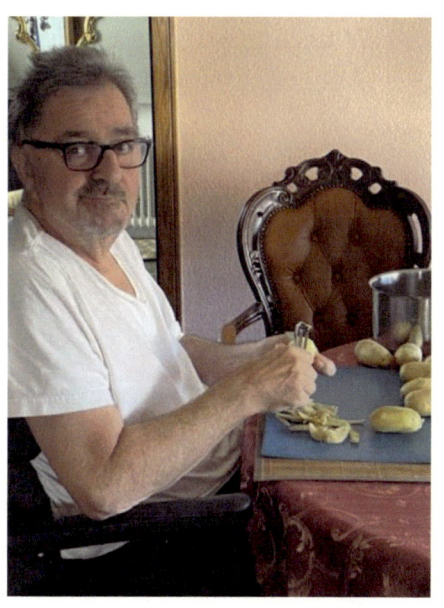

Und seine Stullen (Scheibe Brot) musste er sich jetzt auch selbst schmieren.

Er merkte, dass die Spielregeln sich geändert hatten. Der Wind hatte sich gedreht.

Kein Rundum-Service mehr. Keine Extrawurst. Von jetzt an hieß es: Mach, was du kannst – und übe, was du noch nicht kannst.

Natürlich war das Ergebnis eine einzige Katastrophe. Aber wen interessiert das schon?

Ich hatte ein Ziel: Stefan so weit stabilisieren, dass er in der Tagespflege aufgenommen werden konnte.

Doch so richtig funktionierte mein Plan nicht. Er war nur noch auf Krawall gebürstet –jeden Tag Diskussionen, Widerstand, Genörgel.

Und ich? Ich war nur noch frustriert. Jede Bewegung tat mir weh, körperlich kam ich immer mehr an meine Grenzen.

Wie lange konnte ich das noch durchhalten? Er hatte gut zugelegt und wog mittlerweile wieder rund 90 Kilo.

(Aber ich wäre nicht die Tochter von Marlene Dietrich, wenn mir nicht Plan B einfallen würde.)

Früher war Stefan Gastronom. Und was braucht jemand in dieser Branche?

Genau!

Einen verdammt guten Unterhaltungsfaktor.

Ein Publikum.

Und was fehlte ihm die ganze Zeit? Richtig – genau das!

Also dachte ich mir: "Mein Bester, das kannst du

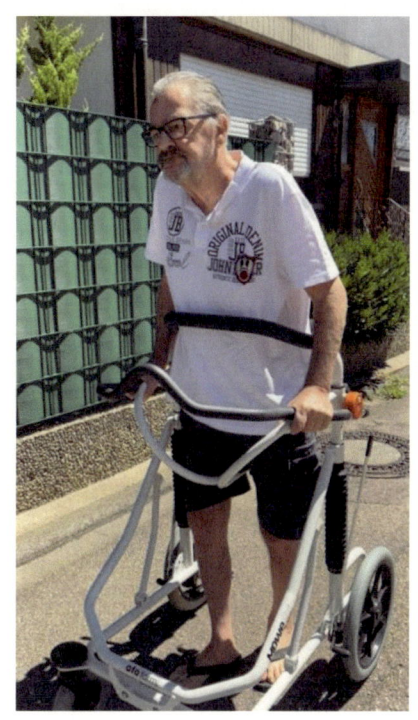

haben."

Der Gehtrainer wartete ab da nur noch draußen auf der Straße auf ihn.

Es war schönes Wetter, die Nachbarschaft werkelte vor der Tür und Stefan spielte die Hauptrolle.

Alle kamen auf uns zu, spornten ihn an, hielten mit ihm Smalltalk, als wäre er völlig gesund.

Und siehe da – das verfehlte seine Wirkung nicht! Er blühte auf, genau das hatte ihm gefehlt. Ich hingegen?

Ich war jeden Tag völlig erledigt. Geräte raus, Geräte rein.

Stefan raus, Stefan rein. Alles ein endloser Kraftakt.

Aber eine wichtige Erkenntnis blieb:

Pflegefälle brauchen nicht nur körperliche Nähe und Bewegung.

Sie brauchen soziale Kontakte – egal, in welchem Stadium ihrer Erkrankung sie sind.

Diese kleinen Gespräche, die Aufmerksamkeit der Nachbarn, die Illusion von Normalität – sie bewirkten mehr als jede Übung im Zimmer.

Dann kamen sein Bruder, seine Schwester und sein Schwager zu Besuch.

Gemeinsam entstand die Idee, einen Ausflug zum Schloss Favorite zu machen – ein wunderschöner Park, ein gemütliches Café, ein Stück Normalität.

Der Gedanke gefiel allen, doch mir lief im Vorfeld schon der Angstschweiß. Wie sollte Stefan ins Auto kommen?

Zu dritt haben wir es doch ganz gut gemeistert. Mit vereinten Kräften bekam Stefan seinen Platz im Auto, den Rollstuhl verstauten wir im Kofferraum und los ging's.

Im Schlosspark angekommen, war sofort klar: Hier war genug Platz! Die Wege waren so breit, dass selbst Stefans Schlangenlinien-Fahrt mit dem Elektrorollstuhl kein Problem war.

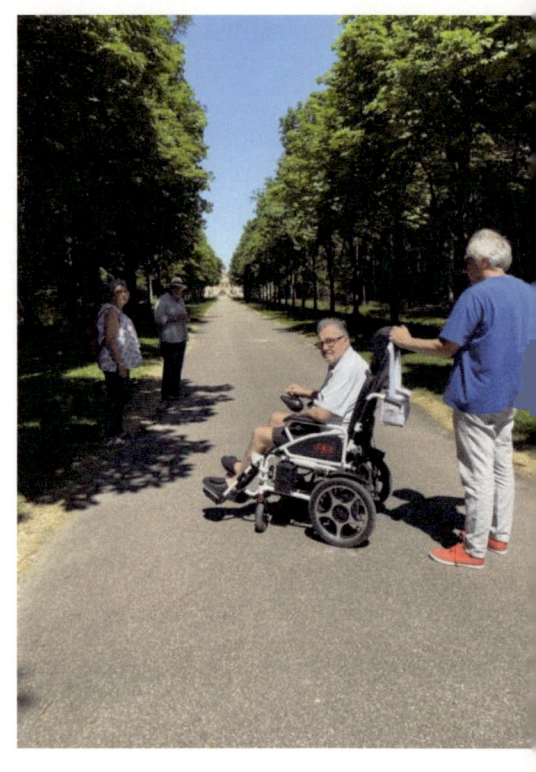

Doch in's Café kamen wir nicht - Treppen. Kein
Zugang für Rollstuhlfahrer. Genau in solchen
Momenten wird einem bewusst, wie vieles einem
verwehrt bleibt.

Aber wir machten das Beste daraus. Kaffee und
Kuchen schmeckten auch auf der Parkbank – mit
Blick auf das Schloss, die Natur um uns herum und
für Stefan das Wichtigste: Gesellschaft.

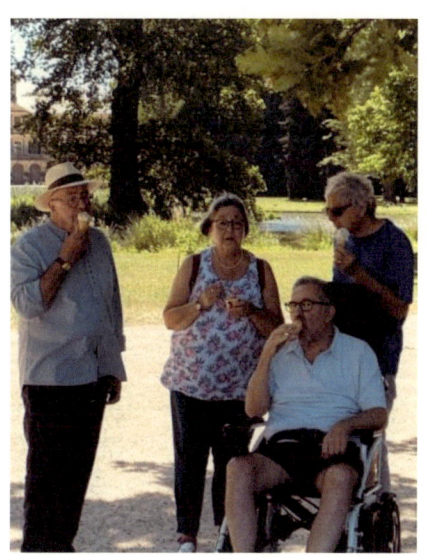

Diese paar Stunden fühlten sich für mich wie Urlaub an.

Ermutigt durch den gelungenen Ausflug, verabredeten wir uns mit Freunden zu einem Event mit einer schottischen Band.

Diesmal musste ich alles alleine mit ihm bewältigen – vom Transfer ins Auto bis zur Organisation vor Ort. Aber es klappte.

Die Musik begann, Dudelsäcke erklangen, die Band spielte ein sehr bekanntes, vertrautes Lied. Ich schaute zu ihm rüber – Tränen liefen über seine Wangen.

Seit vier Jahren die ersten positiven Emotionen. Nicht aus Frust, nicht aus Schmerz – sondern aus echter, tief empfundener Rührung.

In diesem Moment wusste ich: Es war genau der richtige Weg.

Am nächsten Tag saßen wir beide auf der Terrasse. Ich nahm mein Handy, spielte ihm die Videoaufnahme vom Vorabend vor und fragte vorsichtig: „Erinnerst du dich?"

Da sein Kurzzeitgedächtnis nicht funktioniert, rechnete ich nicht wirklich mit einer Antwort. Aber dann ...er nickte. Und plötzlich sagte er, ganz klar, ganz bewusst:

„Danke für alles, was du für mich getan hast."

Ich saß da, völlig überrascht, mir fehlten die Worte.

Seit vier Jahren war ich für ihn da, ohne jemals eine Anerkennung zu erwarten. Und jetzt, ganz unerwartet, kam dieser eine Satz.

Unglaublich!

Die Euphorie hielt nicht lange – das Training stand wieder auf dem Programm. Ab jetzt war der Rollator wieder im Einsatz. Zuerst übten wir im Haus und es klappte eigentlich ganz gut. Nur sein linkes Bein schleift er irgendwie so mit sich. Nach ein paar Schritten musste er sich setzen, doch das war egal. Dann wagte ich den nächsten Schritt:

Raus aus dem Haus.

Wir brauchten nur 20 Meter über die Straße, dann wären wir auf einem tollen Wanderweg gewesen.

Klingt einfach, oder? Naja ... Nicht abgesenkter Bürgersteig war das erste Problem.

Man glaubt nicht, was für eine riesige Herausforderung so eine vermeintlich kleine Hürde sein kann. Aber wir schafften es. Endlich konnten wir den Spaziergang genießen – dachte ich.

Doch Pustekuchen!

Nach 10 Metern merkte ich es plötzlich: Seine Arme wurden immer länger, sein Abstand zum Rollator immer größer – und dann sah ich es ...Oh mein Gott!

Er fing wieder an zu trippeln, seine Schritte wurden unkontrolliert, er war kurz davor zu stürzen.

In Panik sprang ich vor den Rollator, um ihn im letzten Moment zu stoppen. Ich atmete tief durch, brachte ihn zur nächsten Bank und ließ ihn sich erst mal ausruhen.

Mir wurde schlagartig klar: Stefan war gar nicht in der Lage, die Handbremse zu betätigen. Er konnte sich selbst nicht bremsen – nicht körperlich, nicht gedanklich. Mein Puls war auf 180.

Warum hat nicht jeder Rollator automatisch ein Rollwiderstandsystem, beziehungsweise eine Schleifbremse integriert? Wie soll ein Mensch, der seine Beine kaum kontrollieren kann, auch noch aktiv bremsen? Doch bevor ich mich weiter darüber aufregen konnte, tauchte schon das nächste Problem auf:

Der Gehweg, den wir nutzen wollten ist auch gleichzeitig für Radfahrer freigegeben. Nach StVO muss ein gemeinsamer Fuß und Radweg innerorts eine Mindestbreite aufweisen. Auch ohne nach zu messen – streckenweise nicht mal ansatzweise . (Es ist eben nicht möglich, mit einem Behinderten mal ganz schnell zur Seite auf die Wiese zu springen)

Für uns fühlte es sich an wie ein Spießrutenlauf – jeder Schritt wurde zur Herausforderung.

Ich war nur noch damit beschäftigt, Stefan nach hinten und seitlich abzuschirmen, während ich gleichzeitig versuchte, den Rollator abzubremsen.

Jeder vorbeifahrende Radfahrer ließ mein Adrenalin steigen und mir wurde klar: So funktioniert das nicht.

Schlussendlich schob ich ihn nach Hause. Der Spaziergang war vorbei.

Es war an der Zeit, endlich eine Entlastung zu finden –
für uns beide. Stefan musste in die Tagespflege. Doch
nach den ersten Telefonaten kam schnell die
Ernüchterung.

Einige Einrichtungen riefen gar nicht erst zurück, bei
den anderen gab es nur eins: endlose Wartelisten.

Jeden Tag dasselbe Spiel: Pflege, Training,
Diskussionen, Kraftaufwand – Nachtschicht und
keine Aussicht auf Unterstützung.

Irgendwann fängt man an, zu verzweifeln. Mein Körper
brauchte dringend Ruhe, ich musste mir eingestehen:
Ich war am Limit.

Zu unserem allergrößten Leidwesen mussten wir auch
noch Abschied von unserer Jack-RussellHündin Pia
nehmen.

Ich setzte sie ein letztes Mal auf Stefans Bett, damit er
sich von ihr verabschieden konnte.

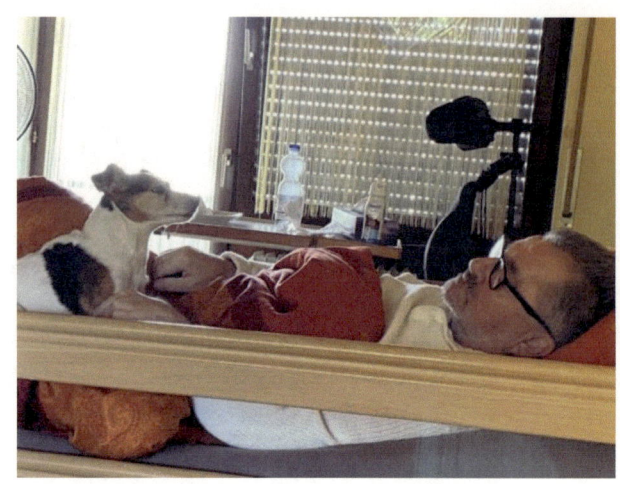

Unsere Trauer war riesig, doch er verstand es nicht.

Immer wieder fragte er nach ihr, suchte sie im Haus,
rief nach ihr. Dann begann er, mich zu beschuldigen:
Ich hätte sie weggebracht. Er wollte wissen, wohin.
Warum ich das getan hätte. Ob wir sie zurückholen
könnten. Ganz ehrlich?

In solchen Momenten hat man wirklich sehr dunkle
Gedanken.

Dann kam endlich ein positiver Anruf – fast wie ein
kleiner Lichtblick. Ein Platz in der Tagespflege war frei!
Ohne zu zögern packte ich Stefan und den
Rollstuhl ins Auto und fuhr mit ihm zum Erstgespräch.

Dort angekommen, beobachtete ich ihn genau. Seine
Kommunikation war noch immer eingeschränkt, seine
Antworten oft völlig daneben.

Ich dachte nur: Hoffentlich nehmen sie ihn trotzdem.
Dann kam die Erlösung: Er bekam die Zusage.

18. Der langersehnte Alltag – Leben mit neuen Regeln

An einem Montagmorgen fuhr der Transporter vor.

Der Fahrer half mir, Stefan hinein zu bugsieren – und dann war er weg. Endlich!

Endlich Zeit für mich! Ich ließ mich auf die Couch fallen und blieb einfach liegen.

Keine Verantwortung. Kein ständiges Wiederholen. Keine Diskussionen. Nur Stille. Nur Ruhe. Es war eine Wohltat – körperlich und seelisch.

Kurz bevor er am Nachmittag wieder nach Hause gebracht wurde erhob ich mich und kam langsam wieder in die Gänge.

Stefan war völlig erschöpft von seinem ersten Tag in der Tagespflege. Ohne große Diskussionen konnte ich ihn direkt ins Bett bringen. Noch ein bisschen Abendbrot, dann hatte ich Zeit, mich in Ruhe auf meine Nachtschicht vorzubereiten. Es lief besser, als ich gedacht hatte. Langsam spielte sich eine Routine ein.

Die erhoffte Entlastung blieb für mich leider aus. Nach zehn Stunden Nachtschicht ging es nahtlos weiter: Von sechs bis neun Uhr war ich wieder voll mit Stefan beschäftigt. Er musste frühstücken, angezogen werden, ins Bad, auf die Toilette. Und wenn dort etwas schiefging? Dann hieß es: Alles von vorn. Nochmals waschen, umziehen, aufräumen.

Meine Energiereserven waren am Limit. Ich war einfach fix und fertig.

Dann kam eine unfreiwillige kurze Entlastung – aber nicht so, wie ich sie mir gewünscht hätte.

Ich hatte Stefan eine Tasse Kaffee ins Wohnzimmer gestellt und war gerade in der Küche, als ich plötzlich ein lautes Scheppern hörte – direkt von der Treppe. Ich sprang um die Ecke – und da lag er.

Der Länge nach auf der Treppe. Die kaputte Kaffeetasse noch in der Hand, der heiße Kaffee überall verteilt. In diesem Moment kam auch Janine von oben heruntergestürmt. Ich hatte nur einen einzigen Gedanken: Schnellstens mit ihm ins Bett. Zu zweit packten wir ihn und schafften es gerade so. Erst dann wagte ich es, seinen Knöchel anzusehen. Und ich konnte zusehen, wie er auf das Dreifache anschwoll. Oh je. Hoffentlich nichts gebrochen!

Im Schnellverfahren kühlte ich seinen Knöchel, schmierte Salbe darauf und zog ihm eine Fußbandage über. Eigentlich wollte ich ihm noch die Leviten lesen

– aber was hätte es gebracht? Es war ohnehin passiert.

Stefan war wieder einmal in seiner eigenen Welt – einer Welt, in der er alles noch so konnte wie früher.

Zum Glück war es nur die zweite Stufe der Treppe gewesen. Nicht auszudenken, wenn er es weiter nach oben geschafft hätte!

Bei seinen immer wiederkehrenden Stürzen gibt es ein großes Problem: Stefan fällt wie ein nasser Sack. Keine sich selbst schützende Reaktion, um den Sturz abzuwenden. Keine Reflexe. Und alle Versuche, ihn danach zum aufstehen zu bewegen, scheitern. Sein Gehirn gibt ihm nicht die Signale, somit weiß er auch nicht, wie.

Nach dieser Aktion hatte ich zum ersten Mal seit langer Zeit für eine Woche mehr Ruhe für mich. Für Stefan hieß es dagegen: strikte Bettruhe – und zu meiner Überraschung akzeptierte er sie sogar. Doch in der zweiten Woche ging es wieder los. Wir starteten mit leichtem Training – und er brachte mich wieder regelmäßig auf die Palme!

Mein Akku war leer. Meine Schulter schmerzte und ich hatte das Gefühl, als würde ich täglich einen Zentner Sack Kartoffeln auf meinem Rücken schleppen.

Ich brauchte dringend eine Auszeit.

Die Idee war, eine Kur zu beantragen. Also Antrag ausgefüllt – und sieh an, sofort bewilligt! Erste Hürde geschafft.

Aber wohin mit Stefan?

Klar, in die Kurzzeitpflege – und wenn möglich in meiner Nähe. Ich telefonierte tagelang herum. Niemand wollte ihn nehmen. Mein ganzer Plan drohte zu scheitern. Wochen vergingen.

Dann endlich die erlösende Nachricht: Eine Einrichtung nahm ihn auf – nur 200 Meter von meiner Kureinrichtung entfernt! Perfekt! dachte ich.

Einziger Wermutstropfen: Wir mussten drei Stunden Fahrt einplanen. Aber das war mir egal.

Der Termin stand, über Weihnachten und Silvester 2023/2024. Es blieb nicht viel Zeit, also musste alles gut durchgeplant werden.

Auto vollgeladen, Stefan fertig gemacht – und los ging's! Zu meiner Überraschung verhielt er sich während der Fahrt äußerst ruhig.

Die größte Herausforderung im Vorfeld war gewesen, ihm beizubringen, dass er unterwegs nicht auf Toilette gehen kann. Endlose Diskussionen!

Aber er akzeptierte es schließlich – und nach dreieinhalb Stunden Fahrt konnte ich ihn endlich im

Pflegeheim abgeben. Sein Zimmer, das Personal – alles machte auf mich einen sehr guten Eindruck.

Endlich durchatmen.

Entspannt bezog ich mein Zimmer in der Kureinrichtung, ließ mich aufs Bett fallen – und stand erst zum Abendbrot wieder auf.

Nach der ersten ärztlichen Untersuchung wurde schnell klar: Mein Körper hatte in den letzten Jahren einiges einstecken müssen. Es hatten sich einige Baustellen angesammelt und die Ärztin beantragte sofort eine Verlängerung. Zum Glück war sie auch Chiropraktikerin und legte gleich los – endlich eine Linderung der Schmerzen!

Ansonsten war ich von der Einrichtung wirklich begeistert:

- Große Schwimmhalle

- Vielfältige Sportangebote

- Und das Essen? Einfach nur super lecker!

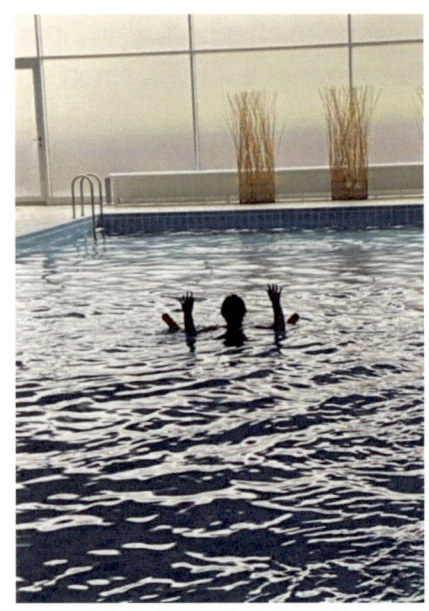

Die Realität holt mich ein.

Drei Tagen genoss ich endlich mal das Gefühl, frei zu sein – keine Pflege, keine Verantwortung, kein Zeitdruck.

Dann fiel es mir plötzlich ein: Da war doch noch was... ach ja, Stefan! Aber bevor ich mich auf den Weg machte, wollte ich die Stadt erkunden.

Und was soll ich sagen? Ich war begeistert!

- Breite Gehwege, abgesenkte Bordsteine
- Ältere Menschen mit Rollstuhl oder Rollator völlig selbstständig
- . Inklusion, die wirklich funktioniert!

Ich konnte es kaum glauben.

Der Weg zum Pflegeheim dauerte keine fünf Minuten. In seinem Zimmer stand schon mal der Wäschebeutel zum waschen.

Dann sah ich , Stefan hatte eine Platzwunde auf dem Kopf. Er sagte mir, er war wohl im Bad gestürzt. Und irgendwie sah er mir sehr ungepflegt aus. Es blieb mir nichts anderes übrig, als ihn in den Rollstuhl zu setzen und wieder schön herzurichten. Na super, dachte ich so bei mir, was für eine Erholung!

Ich besuchte ihn dann alle zwei bis drei Tage, sorgte für sein Äußeres und nahm ihn im Rollstuhl mit in die Stadt zum Essen. Mir war aufgefallen, wie schnell er abnahm.

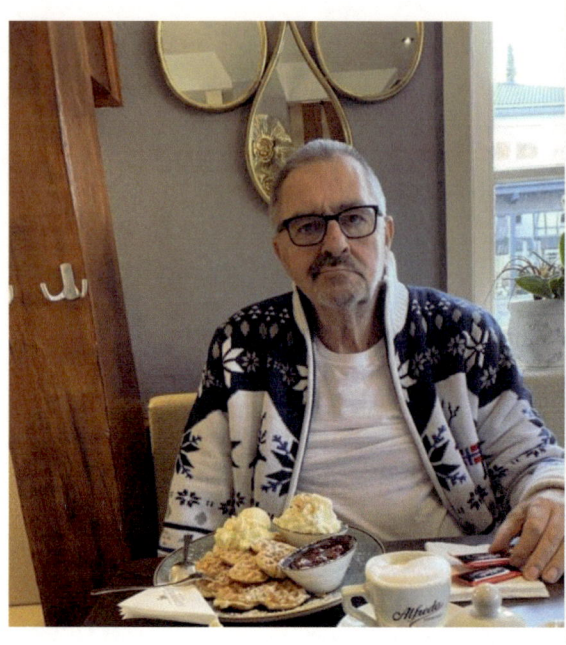

Nach der zweiten Woche im Pflegeheim merkte ich noch eine drastische Veränderung bei Stefan. Seine Aggressivität nahm zu, seine kognitiven Fähigkeiten verschlechterten sich rapide und es war offensichtlich, dass ihm seine beiden Therapeutinnen fehlten.

Alles, was er mühsam wieder erlernt hatte – selbstständiges Essen, Trinken, Zähneputzen – geriet in Vergessenheit. Er verfiel zunehmend in seine eigene Welt. Seine verstorbenen Familienmitglieder waren für ihn auch wieder präsent.

Es waren noch nicht einmal vier Wochen vergangen und doch fühlte es sich an, als hätte er in dieser kurzen Zeit Jahre an Fortschritt verloren. Ich war entsetzt.

Am Ende war ich einfach nur froh, als wir nach vier Wochen endlich wieder zu Hause waren und unser Alltag uns wiederhatte. Trotz aller Schwierigkeiten musste ich jedoch feststellen, dass die Zeit im Pflegeheim nicht nur negative Auswirkungen hatte.

Wahrscheinlich aus purer Langeweile hatte sich Stefans Fähigkeit, mit dem Rollator zu laufen, deutlich verbessert. Seine Schritte waren sicherer und er konnte sich besser koordinieren als vorher. Auch die regelmäßige Tagespflege zeigte positive Effekte – er war motivierter, sich mehr anzustrengen und bemühte sich spürbar, seine Mobilität und Selbstständigkeit zu erhalten.

Die regelmäßigen Übungen mit seinen Therapeutinnen zeigten schnell wieder Erfolge. Es war erstaunlich, wie viel sich in kurzer Zeit verbessern konnte, sobald er wieder in seine gewohnte Umgebung zurückkehrte.

Und natürlich spielte auch sein Stolz eine große Rolle. Vor den älteren Damen in der Tagespflege wollte er sich nicht die Blöße geben, als Schwerstpflegefall dazustehen. Also strengte er sich an – mehr als je zuvor. Er versuchte, selbstständiger zu essen, sich besser auf den Rollator zu konzentrieren und generell aktiver zu werden.

Diese kleine Prise Ehrgeiz war genau das, was er brauchte. Mir wurde klar, dass soziale Kontakte und ein gewisses Maß an Konkurrenzdenken eine enorme Motivation für ihn waren.

Es war, als hätte er verstanden, dass er sich nur weiterentwickeln konnte, wenn er aktiv mitarbeitete. Für mich bedeutete das eine kleine, aber dringend benötigte Erleichterung im täglichen Umgang mit ihm.

Ein paar Wochen nach der Kur begann Stefan immer häufiger davon zu sprechen, wie sehr ihm sein Hund fehlte. Sein ganzes Leben lang hatte er stets einen vierbeinigen Begleiter an seiner Seite und die Leere war für ihn kaum zu ertragen.

Janine und ich überlegten lange und trafen schließlich eine Entscheidung: Wir würden wieder einen Hund in unser Leben lassen. Diesmal sollte es ein Berner Sennenhund-Welpe sein – eine ruhige, sanfte und familienfreundliche Rasse, die gut zu Stefans Bedürfnissen passen würde.

Als der kleine Wirbelwind bei uns einzog, war es Liebe auf den ersten Blick. Stefan schloss ihn sofort in sein Herz und man konnte sehen, wie gut es ihm tat. Der

Hund brachte nicht nur neuen Lebensmut, sondern auch eine ganz neue Energie in unser Zuhause.

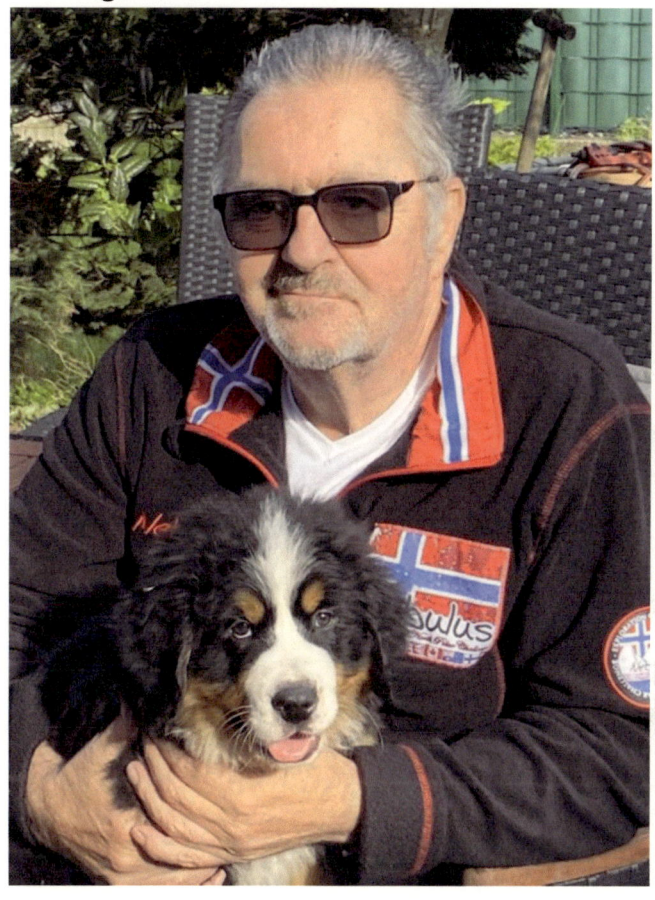

19. Epilog – Ein Blick zurück und nach vorn

Nun, meine lieben Leserinnen und Leser, komme ich so langsam zum Schluss. Es sind nun genau fünf Jahre vergangen, seit alles begann. Rückblickend kann ich nur sagen: Ich würde es genauso wieder tun.

Man weiß nie, ob das eigene Handeln von Erfolg gekrönt sein wird. Aber ein Versuch war es allemal wert. Trotz aller Herausforderungen, Rückschläge und emotionalen Tiefpunkte hat sich gezeigt, dass Durchhaltevermögen, Liebe und der feste Wille, nicht aufzugeben, einen Unterschied machen können.

Heute hat Stefan wieder eine gute Lebensqualität. Er hat ein gewisses Maß an Selbstständigkeit zurückgewonnen und – was noch viel wichtiger ist – wieder Freude am Leben.

Dieser Weg war alles andere als leicht. Doch er hat mir auch gezeigt, wie wichtig es ist, für seine Liebsten zu kämpfen – selbst wenn die Umstände manchmal aussichtslos erscheinen.

20. Nachwort

Fünf Jahre sind vergangen, seit unser Leben sich von Grund auf verändert hat. Fünf Jahre voller

Herausforderungen, Rückschläge, Hoffnung und harter Arbeit. Es war eine Zeit, die mich an meine Grenzen brachte – körperlich, seelisch und emotional. Aber es war auch eine Zeit, in der ich gelernt habe, dass man über sich hinauswachsen kann, wenn man keine andere Wahl hat.

Wenn ich heute auf diese Jahre zurückblicke, frage ich mich manchmal, wie wir das alles geschafft haben. Wie oft war ich kurz davor aufzugeben? Wie oft habe ich mich gefragt, ob es überhaupt Sinn macht, weiterzukämpfen? Und doch stand ich jeden Morgen auf und machte einfach weiter. Weil es keine Alternative gab. Weil ich wusste, dass Stefan mich braucht – und weil ich tief in meinem Herzen wusste, dass ich ihm nicht nur helfen wollte, sondern helfen musste.

Diese Zeit hat mir mehr über das Leben beigebracht als alle Jahre zuvor. Ich habe gelernt, dass es nicht nur um das Überleben geht, sondern um Lebensqualität. Dass ein Mensch nicht aufgeben sollte, solange noch ein Funken Hoffnung besteht. Ich habe aber auch gelernt, dass man als Angehöriger nicht alles alleine schaffen kann – und auch nicht muss. Hilfe anzunehmen ist keine Schwäche, sondern ein Zeichen von Stärke.

Ich bin unendlich dankbar für meine Familie, besonders für meine Töchter Daniela und Janine , die mich in den schwersten Momenten unterstützt haben. Für Freunde, die mich ermutigt und mir Kraft gegeben haben. Für die wenigen, aber wertvollen Therapeuten, seine Ergotherapeutin Nathalie Campus und seine Logopädin Corinna-Späth-Guerdane und seinen Ärzten, Dr.Christian Ullrich und Dr.Frank Schütz, die wirklich verstanden haben, was es bedeutet, einen schwer kranken Menschen mit Würde und Respekt zu behandeln.

Heute ist Stefan weit entfernt von dem Mann, der er einmal war – aber er lebt. Er hat wieder ein Stück Selbstständigkeit zurückgewonnen. Er lacht wieder, er nimmt am Leben teil, er freut sich über seinen neuen vierbeinigen Begleiter. Und das ist mehr, als ich mir je hätte erträumen können.

Ich hoffe, dass dieses Buch nicht nur unsere Geschichte erzählt, sondern auch anderen Menschen Mut macht. Menschen, die in einer ähnlichen Situation stecken und sich vielleicht genauso verloren fühlen, wie ich es oft tat. Ihr seid nicht allein. Es gibt immer einen Weg – auch wenn er anders aussieht, als man es sich vorgestellt hat.

Heute, Jahre nach dem Beginn dieser Reise, hat Stefan seinen geregelten Tagesablauf – und ich meinen auch. Die dramatischen Kämpfe mit Ämtern, Kliniken und der eigenen Erschöpfung sind Vergangenheit, aber die Herausforderungen in der Pflege bleiben. Doch wir haben gelernt, damit umzugehen.

Diese Geschichte endet nicht mit einem großen Knall, sondern mit einem neuen Alltag. Einem, der vielleicht anders aussieht als geplant, aber in dem wir beide unseren Platz gefunden haben.

21.   Hilfe für die, die helfen – Warum ich meine Erfahrungen weitergebe

Doch ich weiß aus eigener Erfahrung, wie schwer und zermürbend der Weg für pflegende Angehörige sein kann. Oft steht man vor bürokratischen Hürden und fühlt sich allein gelassen. Genau aus diesem Grund habe ich meine Webseite: www.myeasyform.de ins Leben gerufen.

Dort teile ich nicht nur meine Erfahrungen und praktische Tipps, sondern biete in Zusammenarbeit mit einem Anwalt für Sozialrecht direkte Unterstützung für Betroffene an. Denn niemand sollte diesen Kampf allein führen müssen.

Pflege ist nicht nur ein Kampf, sondern auch ein Akt der Liebe – und manchmal braucht es einfach Jemanden , der einem den Rücken stärkt.

Und wenn ich eines gelernt habe, dann das: Solange es noch einen Funken Hoffnung gibt, lohnt es sich zu kämpfen.

Dieses Buch erzählt die wahre Geschichte von Stefan Würth, einer realen Person. Es besteht keinerlei Verbindung zur Firma Adolf Würth GmbH & Co. KG oder zu anderen Unternehmen mit dem Namen Würth.

Alle im Buch enthaltenen Inhalte sind persönliche Erlebnisse und Meinungen und stehen in keinem Zusammenhang mit der genannten Marke oder deren Geschäftsinteressen.

Printed in Germany
ISBN: 978-3-8192-3572-6